Schmerzfrei durch Biokinematik

Körperliche Fitness
und Beweglichkeit zurückgewinnen
– Arthrose vermeiden

von
Dirk Ohlsen

Heilpraktiker, Bad Neustadt

Dirk Ohlsen: Schmerzfrei durch Biokinematik
Körperliche Fitness und Beweglichkeit zurückgewinnen
– Arthrose vermeiden
Fünfte Auflage, Bad Neustadt, November 2022

Wichtiger Hinweis für den Leser

Zweck der in diesem Buch angebotenen Informationen ist unter anderem, bestimmte Behandlungsalternativen bei unerklärbaren oder chronischen Erkrankungen aufzuzeigen. Ziel ist es auch, bestehende medizinische Denkmodelle zu hinterfragen und diese um neue Erkenntnisse zu erweitern. Das Buch ist alleine zu Informationszwecken bestimmt und ersetzt daher keine Behandlung von Krankheiten durch Therapeuten und Ärzte. Es entbindet den Leser keinesfalls von der Verpflichtung, selbst die Verantwortung für seine Gesundheit zu übernehmen und diese Informationen konstruktiv kritisch zu prüfen. Viele der aufgezeigten Therapieoptionen beruhen auf Erfahrungen des Autors und sind im derzeitigen Medizinbetrieb noch relativ unbekannt.
Der Verfasser übernimmt keinerlei Gewähr für die Richtigkeit, Vollständigkeit oder Qualität der bereitgestellten Informationen. Haftungsansprüche gegen den Verfasser, die sich auf Schäden materieller oder ideeller Art beziehen, welche durch die Nutzung oder Nichtnutzung der dargebotenen Informationen bzw. durch die Nutzung fehlerhafter oder unvollständiger Informationen verursacht wurden, sind grundsätzlich ausgeschlossen, sofern kein vorsätzliches oder grob fahrlässiges Verschulden vorliegt. Für Schäden oder Unannehmlichkeiten, die durch eine Eigendiagnose, den Gebrauch oder Mißbrauch dieser Informationen entstehen, kann der Verfasser nicht zur Verantwortung gezogen werden. Die dargestellten Patientenfälle dienen der Verdeutlichung von Sachverhalten und stellen insofern keine eigenständige Werbeaussage dar.

Der Einfachheit halber wurde durchweg die männliche Form anstatt schwerfälliger Formulierungen wie „er/sie“ oder „man“ gewählt. Der Verfasser versichert an dieser Stelle, dass dieser Begriff jederzeit auch in seiner weiblichen Form gemeint ist. Frauen und Männer sind somit immer gleichrangig angesprochen.

Bibliographische Information der Deutschen Bibliothek
Die Deutsche Bibliothek verzeichnet diese Publikation in der Deutschen Nationalbibliographie; detaillierte bibliographische Daten sind im Internet unter http://dnb.ddb.de abrufbar.

Umschlagbild: Jenko Ataman / Fotolia.com

ISBN 978-3-942594-59-2

Inhalt

Geleitwort

Gerne bin ich dem Wunsch von Dirk gefolgt, ein Geleitwort für sein Buch über die Biokinematik zu schreiben. Über die Jahre haben wir eine sehr gute Freundschaft aufgebaut, die auch in gemeinsames Arbeiten unter anderem bei unseren Seminaren mündet. Ich denke, sagen zu können, dass wir überzeugte Vertreter und Anwender der Biokinematik sind.

Dieses Therapiekonzept beschäftigt sich im Grundsatz mit der Behebung von Störungen der Muskulatur, welche für den überaus größten Teil der heutigen chronischen Schmerzprobleme ursächlich sind. Hierbei erfolgt die Einteilung des Schmerzes im Gegensatz zu den Definitionen der konventionellen Medizin nicht nach Regionen (Nerv, Organ, Muskel, Gelenk . .) oder nach Qualitäten (dumpf, brennend, bohrend, stechend . .), sondern der Schmerz wird primär als ein Bewusstseinsprozess angesehen. Er entsteht aus der Wahrnehmung einer körperlichen Funktionsstörung und ist insofern als Signal anzusehen, dass irgendetwas im System aus dem Gleichgewicht geraten ist.

Ausgangspunkt der Biokinematik ist das Wissen, dass unser Körper eine von der Natur gegebene Bewegungsgeometrie hat. Dieses System funktioniert perfekt. Ist es intakt, gibt es keine Schmerzen. Walter Packi, Arzt und der Begründer der Methode, hat herausgefunden, dass sich diese hochkomplexen Bewegungszusammenhänge beim Menschen mathematisch mit den Gesetzen der Kinematik, einem Teil der mechanischen Physik, beschreiben lassen.

Faktoren wie z.B. einseitige Belastungen, falsche Gewohnheiten oder Unfälle führen zu Funktionseinschränkungen in diesem System. Das Zusammenspiel von Muskeln, Knochen und Gelenken wird beeinträchtigt. Dadurch werden Bewegungsbahnen und -abläufe gestört. Übersteigt dies ein gewisses Ausmaß, reagiert der Körper mit Symptomen, indem er beispielsweise Schmerz signalisiert. Es ist der große Verdienst von Packi, dies mit detaillierten Kenntnissen der funktionellen Anatomie und einem klaren Verständnis der Physiologie richtig gedeutet zu haben.

Dazu gehört die wichtige Feststellung, dass die Ursache von Schmerz in der Regel nicht da ist, wo der Schmerz wahrgenommen wird, sondern im funktionellen Zusammenhang mit der gestörten Bewegung gesucht werden muss. Auch dies gehört zur Logik des Körpers, die einen biologischen Sinn hat. Der Grund für den Schmerz kann im muskulären Gegenspieler (Antagonisten) oder im Verlauf der zugehörigen Muskelkette zu finden sein. Die Ursache findet sich durch eine funktionelle körperliche Untersuchung, das heißt: Zuhören, Schauen, Beobachten und Fühlen. Der Zustand eines Muskels lässt sich am Besten tasten.

Am Ansatz oder Ursprung von Muskeln befinden sich jeweils Messfühler; sie regeln die Spannung und den Funktionszustand der Muskelfaserbündel. Mit einer spezifischen Druckpunkttechnik an diesen sogenannten Mechanorezeptoren können muskuläre Spannungen gelöst werden. Sie dient als diagnostisches Mittel und um die weitere Therapie – das heißt das Erlernen bestimmter Körperübungen – für den Betroffenen zu erleichtern oder überhaupt erst möglich zu machen.

Ziel der Biokinematik ist es, über die Verbesserung der Beweglichkeit die Arbeitsfähigkeit des Muskels und somit die Körpergeometrie dauerhaft wieder herzustellen. Das geschieht über ein spezielles Training, das einen Hauptschwerpunkt der Therapie darstellt. Eine Muskelkette wird in die komplette Länge gebracht und von den Enden her gezielt gegen einen äußeren Widerstand angestrengt. Das setzt einen Reiz für Längenwachstum.

Der Betroffene erlernt Übungen zunächst unter Anleitung, die er dann selbständig zu Hause weiterführt. Damit schult er die verloren gegangene Eigenwahrnehmung, lockert und trainiert gezielt eingeschränkte Muskelbereiche und normalisiert Bewegungsbahnen.

Der Weg aus dem Schmerz geht über Aktivität, Umtrainieren von Bewegungsmustern und Verbessern der Funktion sowie der Beweglichkeit. Das lässt sich lernen. Was frei bewegen kann, schmerzt nicht. Deshalb die Devise der Biokinematik „Üben, nicht Schonen".

Mein eigener Weg hat begonnen als Ärztin in den Bereichen Innere Medizin, Chirurgie und Notfallmedizin. Für diese Erfahrungen bin ich heute noch immer wieder dankbar. Aus verschiedenen Gründen habe ich mich 2003 aus der Akutmedizin zurückgezogen und bin auf der Suche nach etwas Neuem auf Walter Packi gestoßen. Er hat zu dieser Zeit gerade seine Klinik in Badenweiler eröffnet und suchte Ärzte zur Mitarbeit. Hier hospitierte ich für einige Zeit. Obwohl anfangs nicht alles verständlich war, hat mich beeindruckt, wie er mit der Biokinematik Schmerzen lindern und vermeintlich „austherapierten" Menschen helfen konnte.

Dass ich ab September 2003 als Assistenzärztin in seiner Klinik für Biokinematik anfing, hat mein Denken und Arbeiten bis heute maßgeblich beeinflusst. In den drei Jahren dort habe ich viel an Theorie, Hintergründen und das praktische Anwenden der Methode gelernt, so dass ich sie seit 2007 in eigener Praxis weiterführe.

Aus der eigenen medizinischen Erfahrung kenne ich das Vorgehen und Denken, weiß um die Widersprüche und Grenzen der konventionellen Therapien. Die Biokinematik sehe ich als Erweiterung meines bisherigen Wissens.

Obwohl sie oft konträr zur (noch) gültigen Lehrmeinung ist, lässt sie sich dennoch logisch und mit Kenntnissen der Physik, funktionellen Anatomie und Physiologie klar begründen.

In der Praxis sind wir für Patienten oft das „letzte Glied in der Kette", d.h. Patienten haben vorher schon viel probiert, haben als Ausweg nur noch eine Operation oder gelten als „austherapiert". Für die Anleitung der Übungen sowie für die psychologische Führung der Patienten benötigt es hierfür speziell qualifizierte Therapeuten. In vielen Fällen kann die Biokinematik dann helfen – unabhängig vom Akutzustand und der Dauer, wie lange ein Schmerz schon besteht oder dass angeblich nur die Operation als Möglichkeit bliebe. Für die meisten Menschen sind die Zusammenhänge neu, die Übungen ungewohnt, die Anfänge mühsam und häufig erst einmal schmerzhaft. Aber wer bereit ist, sich darauf einzulassen, mitzuarbeiten und den Körper zu verändern, ist oft überrascht wie einfach, rasch und effektiv sich Schmerz beeinflussen lässt – bis hin zur vollständigem Wiedergenesung und Leistungsfähigkeit. Ich selbst bin immer wieder begeistert und erfreut, an diesen Veränderungen mitarbeiten und sie miterleben zu dürfen.

Im Jahr 2018 wurde erstmals eine Studie zur Therapie der Biokinematik mit Patienten meiner Praxis erstellt. Das Resultat ist deutlich positiv ausgefallen. Die wissenschaftliche Arbeit zum Thema „Wirksamkeit der Biokinematik in der Therapie von chronischen lumbalen Rückenschmerzen", die von Anna Clipet (M.Sc.) erarbeitet wurde, findet sich in Auszügen in einem Kapitel dieses Buches. Es freut mich sehr, dass damit meine persönlichen Erfahrungen mit der Therapie der Biokinematik wiedergespiegelt werden.

Ich wünsche mir für die Zukunft,

- dass das Wissen um die Biokinematik und hoffentlich bald auch die Methode in ihrer Anwendung mehr Verbreitung erfährt.

- für die Betroffenen die Erkenntnis, dass ihr Körper nur durch sie selbst verändert werden kann – mit mehr Achtsamkeit dem Körper gegenüber und mehr Eigenverantwortung.

- dass bei Ärzten, Therapeuten und natürlich auch in der medizinischen Lehre ein Umdenken erfolgt. Eine Abkehr von der „Schaden-Sichtweise“, weg vom zu schnellem Ersetzen mit künstlichen oder auch im Labor gezüchteten natürlichen Ersatzteilen, hin zum Wiederherstellen des natürlichen Körpers mittels eigenen Mitteln, hin zur Hilfe durch Selbstheilung.

Ilona Kunzelmann, Ärztin
Therapeutin für Biokinematik

Eine Wahrheit kann erst wirken,
wenn der Empfänger für sie reif ist.

Christian Morgenstern (1871-1914)

Vorwort

Ich stehe in absoluter Ehrfurcht vor dem Wunder des Lebens. Während Sie diesen Satz lesen, hat ihr Körper bereits schon wieder mehrere Millionen Zellen produziert – völlig autonom und ohne dass Sie bewusst etwas davon mitbekommen hätten.

Angesichts dieser Perfektion ist es doch verwunderlich, wenn heutzutage Millionen Menschen alleine in Deutschland an chronischen Schmerzproblemen leiden und von den konventionellen Therapieverfahren der Schulmedizin oft keine dauerhafte Hilfe erfahren. So zumindest meine Erfahrung in über 15 Jahren therapeutischer Tätigkeit als Heilpraktiker. Auch ein Blick in die Medizinstatistiken untermauert diese Einschätzung. Irgendetwas scheint im Körper vieler Menschen aus dem Gleichgewicht geraten zu sein und sie haben nicht gelernt, die Störung biologisch richtig zu interpretieren – um Abhilfe zu schaffen. Daher macht das Körperbewusstsein die Betroffenen schmerzhaft auf diese Dysbalance aufmerksam.

Durch ein Ereignis in 2002, auf das ich später noch zurückkommen werde, durfte ich an meinem Körper Erfahrungen mit extrem starken Rückenschmerzen machen, die in ein tiefes Verständnis über die Zusammenhänge und Ursachen von chronischem Schmerz mündeten. Hierfür bin ich dem Freiburger Arzt Walter Packi sehr dankbar. Sein Therapiekonzept der Biokinematik hat mich damals in kurzer Zeit wieder gesund gemacht und mich so begeistert, dass ich heute in der Praxis ein überzeugter Anwender bin und diese Behandlungsmethode auf Seminaren weitergebe.

Mit diesem Buch soll das Verständnis beim Leser wachsen, wozu ein (zugegebenermaßen leidlicher) Schmerz sinnvoll ist und welche biologischen Gesetze seiner Entstehung bei einer Vielzahl von chronischen Schmerzen gelten. Hieraus ergeben sich neuartige Therapiemöglichkeiten für viele Beschwerdebilder, die als chronisch eingestuft werden, aber in Wirklichkeit oft bei entsprechender Mitarbeit des Patienten vollumfänglich heilbar sind. So lassen sich häufig dauerhafter Schmerzmittelkonsum und Operationen zur Schmerzbeeinflussung gänzlich vermeiden. Noch besser wäre es in der Zukunft, frühzeitig im Sinne einer Prophylaxe mit den sehr speziellen Körperübungen zur Erhaltung der Beweglichkeit zu beginnen. Dann entsteht ein Großteil der orthopädischen Krankheitsbilder bereits im Vorfeld nicht und der Betroffene kann sich seiner körperlichen Fitness bis ins hohe Alter erfreuen. Dies würde sicherlich auch eine deutliche Reduktion vieler Bandscheiben- oder Gelenkersatz-Operationen zur Folge haben.

Die angesprochenen Biokinematik Übungen lassen sich aus meiner Sicht über eine Bilddarstellung oder ein Video nicht zielführend schulen. Bei Schmerzpatienten sollten sie ausschließlich von einem erfahrenen Therapeuten, der diese selbst perfekt beherrscht, persönlich gelehrt werden. Nur so ist das maximale Potential dieses Behandlungskonzeptes erreichbar. Daher sind die Übungen in diesem Buch nicht ausgeführt. Hintergrund ist die Tatsache, dass durch die häufig langjährige Fehlnutzung und die muskuläre Fehlfunktion die Körperwahrnehmung gestört ist. Zum Verständnis soll dies bildhaft mit einem Golfschwung verglichen werden, der von einem Coach professionell angeleitet werden muss. Es wird kaum gelingen, das Golfen autodidaktisch ohne professionelle Anleitung zu erlernen bzw. am Ende mehr Mühe, Aufwand und Kosten nach sich ziehen.

Die Biokinematik hat in über 30 Jahren ihrer Anwendung bewiesen, dass sie eine sehr effiziente Therapieform zur Behandlung von Schmerzen und bestimmten anderen Erkrankungen, (vor allem im Bereich des Bewegungsapparates) ist. Darüber hinaus steigert sich die körperliche Fitness und Koordination. Grundsätzlich lassen sich mit dieser Methode auch eine gewisse Anzahl von Erkrankungen erklären, die bislang in der Medizinwissenschaft weitgehend „unklarer Ursache“ sind. Hier kann die Biokinematik helfen, das Verständnis von bestimmten Grundgesetzmäßigkeiten und Wirkprinzipien des Körpers zu erhöhen. Im Rahmen des Buches wird konkret auf einige häufige Krankheitsbilder (Rückenschmerz, Bandscheibenvorfall, Meniskusprobleme, Arthrose) und deren Therapie bzw. Prophylaxe eingegangen. Hier ist die Sichtweise oft sehr unterschiedlich zu den derzeit noch postulierten Erklärungsmodellen der aktuellen Leitlinien-Medizin – bei allerdings langjährig nachgewiesenen Erfolgen, wo konventionelle Therapien versagt hatten.

Um zu einer Selbsteinschätzung der Beweglichkeit des eigenen Körpers zu kommen, ist im letzten Kapitel eine Übersicht der wichtigsten Bereiche des unteren Körpers exemplarisch dargestellt. Hiermit kann der Leser selbst überprüfen, inwieweit bestehende körperliche Probleme vielleicht primär mit der Muskelfunktion und der Beweglichkeit zusammenhängen.

Viel Freude mit der Lektüre,

Dirk Ohlsen

Hinweis zur Didaktik: Da zum Verständnis der Logik der Entstehung von Störungen am Bewegungsapparat ein gewisses Grundverständnis wichtig ist, sollten die einzelnen Kapitel nacheinander gelesen werden.

Die Bewegung des Körpers und die Bedeutung der Muskulatur

Zur Bewegung benötigt der Mensch Bausteine, die sich verkürzen und verlängern können – die Muskeln. Sie stellen als Struktur die größte Masse des Körpers dar und sind in Summe der größte Energieverbraucher. Der Anteil von Muskeln am Gesamtgewicht beträgt bei einer Frau etwa 27-43% und beim Mann etwa 37-57%. Knochen machen nur etwa 12-15% des Körpergewichts aus. Muskeln arbeiten in praktisch allen inneren Organen, wie Herz oder Darm. Lediglich die Milz ist hiervon ausgenommen.

Aus didaktischen Gründen wird nachfolgend von den „Muskeln" gesprochen, obwohl es sich in Wirklichkeit um eine wesentlich komplexere Struktur aus Muskeln, umhüllendes und durchziehendes Bindegewebe sowie Sehnen handelt, die den Körper als Fasziennetz verbunden durchlaufen.

In diesem Buch werden etwas differenzierter aktiv bewegende und passiv bewegte Körperstrukturen unterschieden. Aktiv bewegend sind hier die Muskeln im eigentlichen Sinne, die stark durchblutet sind und die sich wie eine Art Teleskopstange unter Energieverbrauch entweder zusammen- oder auseinander bewegen können. Die von der Aktivität der Muskeln bewegten passiven Strukturen sind im Wesentlichen die Sehnen, Bänder und Knochen. Eine Sonderrolle nimmt das den ganzen Körper durchziehende fasziale Bindegewebe ein, das ebenfalls eine gewisse Eigenaktivität hat. Diese Aktivität ist im Vergleich zum Energieverbrauch der Muskulatur eher gering – sie spielt jedoch u.a. bei Unfallverletzungen und Überdehnungen eine überaus wichtige Rolle.

Grundsätzlich sollte bei inneren Erkrankungen oder chronischen Schmerzzuständen immer ein Zusammenhang mit der Muskulatur in Betracht gezogen werden. Übergroße Muskelverspannungen und Muskel-FUNKTIONSDEFIZITE können zahlreiche Probleme hervorbringen. Doch die Muskulatur ist vielleicht die von der Medizinwissenschaft und den Ärzten immer noch am meisten vernachlässigte Struktur im Körper. Ihr Zustand kann qualitativ hochwertig nur durch körperliche Untersuchung/Tastbefund und über die Prüfung der Beweglichkeit/Muskelfunktion analysiert werden. Dagegen liefern technische oder bildgebende Diagnoseverfahren, wie Kernspintomographie oder Ultraschall unzureichende Ergebnisse. Daher besteht die grundsätzliche Gefahr, dass mit Hilfe derartiger radiologischer Bilder vermeintliche Ursachen diagnostiziert werden, die entweder überhaupt nichts mit den Beschwerden zu tun haben oder die erst die Folge einer muskulären Funktionseinschränkung über längere Zeit hinweg sind. Wenn allein aufgrund eines bildgebenden Verfahrens am Ende dann die Notwendigkeit einer Operation abgeleitet wird, entstehen Gefahren für den Patienten. Selbst die deutschen Krankenkassen sind heute bereits der Meinung, dass am Bewegungsapparat zu viel unnütz operiert wird.

Für viele Ärzte sind die Muskeln leider etwas mehr oder weniger Unwichtiges, zumindest was Therapieoptionen anbelangt. Orthopäden schauen beispielsweise nur wenig auf die Muskulatur, sondern nehmen vor allem Knochen, Knorpel und Bandapparate ins Visier und sehen diese als Ursache von Problemen an. Die hier sichtbaren Effekte sind oftmals nicht Ursache der Erkrankungen, sondern ein nachfolgendes Ereignis – ausgelöst durch körperliche Anpassungsvorgänge. Die im Bereich der Behandlung von Schmerzen ebenfalls häufig konsultierten Neurologen betrachten besonders Nerven als Ursache und berücksichtigen Muskeln ebenfalls kaum. Die Sportmedizin betrachtet Muskeln genauer, legt den Schwerpunkt jedoch auf die Erzielung sportlicher Höchstleistungen und weitaus weniger auf chronische Erkrankungen des Bewegungsapparates. Ganz generell wird in der Medizinwissenschaft derzeit mehr die Kraft als die Beweglichkeit der Muskeln in Augenschein genommen. Im weiteren Verlauf dieses Buch wird daher auch der Nutzen von isolierter Kräftigung von Muskeln in Frage gestellt werden. Kräftigungs- oder Stärkungsprogramme sind bei chronischen Schmerzproblemen mit muskulärer Ursache nur in wenigen Fällen wirklich sinnvoll, da sie die meist bereits stark eingeschränkte Beweglichkeit noch weiter reduzieren. Ein Betroffener bleibt daher oft Dauerpatient und die Statistiken zum Wachstum von chronischen Schmerzzuständen (+3-5% pro Jahr) untermauern diese Sichtweise.

Leider scheint weltweit die überwiegende Anzahl der Menschen unter Verspannungen oder muskulären Schmerzproblemen zu leiden, ohne dass von medizinischer Seite die wirkliche Ursache gefunden werden kann. Oftmals kommt es deshalb zu langwierigen Therapieversuchen an der falschen Stelle. Manchmal werden Betroffene auch mit der Diagnose „eingebildeter Schmerz" und der Empfehlung von Psychopharmaka nach Hause geschickt. Häufig wird es auch als „altersbedingtes Leiden" eingestuft, bei dem therapeutisch nichts mehr unternommen werden kann.

In derartigen Fällen wäre ein fürsorglicheres Vorgehen, welches kreativ andere, auch muskuläre Ursachen in Erwägung zieht, sicherlich zu befürworten. Da der Körper permanent auf die Aufrechterhaltung seiner Gesundheit achtet, muss in Wirklichkeit eine tieferliegende Ursache für das Bestehen der Schmerzprobleme vorliegen. Diese sollte gesucht und gefunden werden, anstatt lediglich die

Symptome beispielsweise mit Medikamenten oder Operationen zu bekämpfen. Derartige Interventionen zur Behandlung von chronischem Schmerz haben nur selten auf Dauer ihre Berechtigung.

Das Zusammenspiel von Muskeln

Sofern im Körper eine Bewegung durchgeführt wird, sind daran immer mindestens zwei Muskeln involviert. Die meisten Muskeln sind über Sehnen mit jeweils zwei Knochen verbunden. Zusammen mit einem Gelenk bildet sich so die kleinste funktionierende Bewegungseinheit des Körpers. Während der eine Muskel sich nun zusammenzieht, muss der andere Muskel im gleichen Umfang und genauso gleichmäßig nachlassen. Diese Synchronizität ist von entscheidender Bedeutung, um eine harmonische Bewegung, bei der ein Gelenk nicht überbelastet wird, überhaupt erst zu ermöglichen.

Diese zwei Muskeln werden jeweils als Spieler (Agonist) und Gegenspieler (Antagonist) bezeichnet. Vom Aufbau her betrachtet besteht jeder dieser Muskeln aus vielen einzelnen Muskelfaserbündeln. Während einer Bewegung werden abwechselnd bestimmte Muskelfasern des Spielers zusammengezogen, während die genau entgegen stehenden Muskelfasern des Gegenspielers gleichzeitig nachlassen müssen. So ergibt sich eine hochkomplexe Bewegungsbahn, die geometrisch genau definiert ist. Beide Muskelgruppen – sowohl der Agonist als auch der Antagonist – verbrauchen während der Bewegung Energie (ATP). Hierbei kommen in der Natur sowohl einfache lineare, als auch genau kreisförmige Bewegungen niemals vor. Dreidimensional betrachtet handelt es sich bei Lebewesen immer um spiralförmige Bewegungsmuster, die praktisch ohne Wirkungsgradverluste arbeiten. Dies steht im Gegensatz zur Ingenieurskunst, in der meist auf lineare und kreisförmige Bahnen zurückgegriffen wird. Hier treten immer Wirkungsgradverluste und Reibungskräfte auf. Die Natur des Menschen ist daher weitaus perfekter. Ein wichtiger Aspekt, warum der Körper nicht einfach mit einer Maschine verglichen werden darf.

Die gesamte Struktur von über 600 Muskeln ist von Bindegewebsfasern umgeben und durchzogen, deren wichtige Bedeutung erst langsam erforscht wird. Zahlreiche Wissenschaftler gehen mittlerweile davon aus, dass dieses System über eigenständige Kommunikationswege verfügt, die noch nicht einmal auf Nervenbahnen angewiesen sind. Dieses Faszien-Gewebe, das den ganzen Körper durchzieht, wird ausschließlich vom Unterbewusstsein gesteuert. Es kann als ein eigenständiges Organsystem im Körper angesehen werden, dass die Bewegung und Steuerung des Körpers unterstützt. Auch bei Unfällen wird es relevant, denn es kann sich beispielsweise blitzschnell reflexartig verhärten, um die Verletzung von Knochen oder anderen Geweben zu vermeiden. Ein Mensch könnte im Notfall mit dem logischen Verstand und anschließender, zeitverzögerter Reaktion niemals blitzartig eine Entscheidung treffen, um Schaden von seinem Körper abzuwenden.

So nützlich dieser Schutzreflex des Bindegewebes ist – bei chronischen Schmerzzuständen spielt er oft eine Hauptrolle und sollte deshalb intensiv in eine Behandlung miteinbezogen werden. In vielen Fällen sind sogar ein früherer Unfallschock und heutige, fasziale Gewebespannung in diesem Körperbereich miteinander „verknüpft".

Darüber hinaus kann die Betrachtung der Muskeln und des Fasziengewebes als ein untrennbar miteinander verbundenes Bewegungssystem erklären, warum viele

Schmerzen und Beschwerden weit ab von der eigentlichen Problemstelle entfernt liegen können. In der Schmerztherapie kann dieser Zusammenhang, der oft auch als Muskelketten-Denken bezeichnet wird, sehr zielführend sein.

So kann beispielsweise ein Knieschmerz seine wirkliche Ursache in den Muskelstrukturen der Fußsohle haben. Funktional sind Muskeln also miteinander verbundene Strukturen (Muskelketten), die den Körper von unten bis oben durchziehen und wo ähnlich wie im Staffellauf permanent Kräfte von einem Muskelfaserbündel auf das nächste übergeben werden. Hierbei beginnt jede Bewegungsbahn prinzipiell am ersten Halswirbel (Atlas) als Aufhängepunkt und endet in den Händen bzw. den Füßen. Die Knochen sind Teil dieser Bewegungsbahn, was sich über ihre Spannungslinien (Spongiosa Struktur) leicht nachvollziehen lässt.

Dieses komplexe Zusammenspiel geschieht unmerklich und wird vom Unterbewusstsein gesteuert. Grundsätzlich spürt man eine funktionsfähige Muskulatur nicht – erst die Auswirkungen von Störungen können als Grobmotorigkeit, Schmerz, Kribbeln, Taubheit, Missempfindungen oder auch Lähmungen bewusst werden. Derartige Symptome können daher grundsätzlich eine muskuläre Ursache haben und dürfen daher medizinisch nicht pauschal einer Nervenstörung zugeschrieben werden.

Für das synchrone Zusammenspiel der Muskulatur ist es erforderlich, dass der Körper in den jeweiligen Einzelfasern Signalgeber (Rezeptoren) hat, die dem Unterbewusstsein permanent mitteilen, wie der jeweilige Spannungszustand eines Muskelfaserbündels zu einem bestimmten Zeitpunkt ist. Die hierbei an das Gehirn zu übertragende Datenmenge pro Sekunde ist unbeschreiblich hoch – die Anzahl derartiger Messfühler wird auf über 10.000 geschätzt. Die Wissenschaftler nennen diese Sensoren u.a.

„Propriozeptoren“ (u.a. Golgi, Ruffini, Pacini). Deren Informationen sind beispielsweise notwendig, um überhaupt das Gleichgewicht halten zu können. Denn das Gehirn verknüpft diese Daten mit den Informationen aus den Gleichgewichtsorganen des Innenohrs und berechnet so die Lage des Körpers im Raum. Anschließend steuert es dann blitzschnell alle jeweiligen Muskeln so an, dass der Mensch in der Balance bleibt. Bei jedem Ein- und Ausatmen oder mit jeder Kopfbewegung ist eine Anpassung in der Fußmuskulatur nötig. Hierbei ist zu berücksichtigen, dass es weniger um die Betrachtung einzelner Muskelfasern geht, sondern um die Steuerung der gesamten Muskelketten durchgehend vom Kopf bis zum Fuß. Dies zeigt, warum es einige Zeit dauert, bis das Laufen gelernt wurde und welche Perfektion sich hinter artistischen Höchstleistungen auf unterbewusster Steuerungsebene verbirgt.

Schmerz ist ein Bewusstseinsprozess

Für gewöhnlich arbeitet das muskuläre System in den ersten Lebensjahrzehnten einwandfrei – ohne dass ein Mensch im Alltagsbewusstsein Kenntnis davon nimmt. Meistens wird die Bedeutung dieses Systems erst viel später bewusst, wenn plötzlich Schmerzen auftreten.

Um was handelt es sich bei Schmerz?

Die derzeit allgemein medizinisch verwendete Definition lautet: „Schmerz ist ein unangenehmes Sinnes- oder Gefühlserlebnis, das mit tatsächlicher oder potenzieller Gewebeschädigung einhergeht oder von betroffenen Personen so beschrieben wird, als wäre eine solche Gewebeschädigung die Ursache."

Schon diese Definition zeigt, dass es sich um einen Bewusstseinsprozess handelt. Weiterhin wird explizit darauf hingewiesen, dass eine Schädigung eines Körpergewebes nicht zwingend stattgefunden hat, falls es zu Schmerzen kommt.

Alle Menschen kennen Schmerzen, aber warum und wieso Schmerzen wirklich auftreten, ist nach meinen Recherchen bis heute wissenschaftlich weitgehend ungeklärt. Die Schmerzforschung teilt Schmerzen heute weitgehend isoliert nach anatomischen Strukturen ein, z.B. nach der Art der Gewebe oder dem Schmerzort. Beispiele hierfür sind Nervenschmerz (Neuralgie), Meniskusschmerz, Bandscheibenschmerz oder aber auch somatischer bzw. psychosomatischer Schmerz. Je nach Qualität des Schmerzes (bohrend, stechend, dumpf . .) erfolgen weitere Einteilungen und es werden hieraus vermeintliche Schmerzursachen abgeleitet.

Viele dieser Einteilungen sind therapeutisch wenig zweckmäßig und verwirren die betroffenen Schmerzpatienten oftmals noch weiter.

Besser wäre es, die Tatsache anzuerkennen, dass Schmerz erst durch die Verarbeitung von Signalinformationen im Bewusstsein entsteht. Diese Sichtweise und ihre therapeutische Bewertung scheint aber in der Schmerzforschung weitgehend ausgeklammert zu werden – obwohl hier die Lösung zur Vereinheitlichung vieler Schmerztheorien liegen würde.

Selbstverständlich wurden viele verschiedene Erklärungsmodelle hervorgebracht und einige sehr wirksame Schmerzmedikamente erfunden. Eine einheitliche Herleitung, welche alle oder zumindest viele Schmerzen und ihren biologischen Sinn auf einen gemeinsamen Nenner bringen würde, scheint in der medizinischen Lehre aber bis heute nicht gefunden zu sein.

Hierzu einige Zahlen zum Konsum von Schmerzmedikamenten: Nach Angaben des BKK Gesundheitsreports 2015 nimmt jeder Deutsche jährlich durchschnittlich 50 Kopfschmerztabletten ein. Von 2006 bis 2015 stieg der Absatz der extrem starken Schmerzmittel (Opiate) um 31 % an, obwohl die potentiellen Nebenwirkungen ganz erheblich sind. 300.000 Deutsche gelten als opiatabhängig.

In den meisten medizinischen Erklärungsmodellen wird Schmerz mit irgendeinem Schaden oder einer Entzündung in Verbindung gebracht. Vor allem die bei chronischen Schmerzproblemen so häufig aufgesuchte Fachärzteschaft der Orthopädie spricht hiervon regelmäßig – selbst wenn im Blut sogenannte Entzündungsparameter überhaupt nicht festgestellt werden können und sich der Patient ansonsten bester Gesundheit erfreut.

Grundsätzlich bleibt in der derzeit noch gängigen medizinischen Lehrmeinung die Frage unbeantwortet, warum manche (angeblichen) Entzündungen bei ansonsten intaktem Immunsystem jahrelang bestehen können und der Grund für chronische Schmerzen sein sollen. Die Biokinematik geht grundsätzlich davon aus, dass tatsächliche Entzündungen gleichzeitig von den fünf klassischen Entzündungszeichen begleitet sind. Diese sind: Rötung, Schwellung, Übererwärmung, eingeschränkte Funktion und Schmerz. Zudem sind Entzündungen im Regelfall in Blutuntersuchungsparametern nachweisbar (Leukozyten, Blutsenkung, C-reaktives Protein, Procalcitonin...). Fehlt nur eines der Entzündungszeichen oder ist im Blut keine Entzündung nachweisbar, so geht die Biokinematik therapeutisch nicht von einer primären Entzündungproblematik aus. Viele dieser genannten Symptome lassen sich über die Muskelfunktion und deren schon länger eingeschränkte Funktion erklären.

Diese Sichtweise unterscheidet sich klar von der Vorgehensweise der klassischen Schulmedizin, insbesondere im Bereich der Orthopädie. Ich kenne den Leidensdruck von chronischen Schmerzpatienten und er wird dann besonders deutlich, wenn einem Betroffenen am Ende einer langen, erfolglosen Behandlung von Ärzten als Alternative mitgeteilt wird, seine Probleme wären rein psychischer Natur oder lediglich eingebildet, obwohl es sich tatsächlich lediglich um größere muskuläre Fehlfunktionen handelt. Offensichtlich bestehen bezüglich des Schmerzphänomens noch große Defizite in den Theorien der Schulmedizin.

Ich möchte darauf hinweisen, dass Schmerz auch nur in den seltensten Fällen ein Hinweis auf wirklich lebensbedrohliche Erkrankungen ist. Viele Immunerkrankungen oder auch Krebs sind bis zum Endstadium nicht oder nur kaum schmerzhaft. Oftmals werden diese Erkrankungen erst dann sehr schmerzhaft, wenn durch eine Raumforderung oder die Gewebezerstörung die freie Beweglichkeit von Muskelstrukturen beeinträchtigt wird.

Um die Entstehung von Schmerz tiefgreifend zu verstehen, ist es unabdingbar, sich gedanklich von der Stelle wegzubewegen, an der es weh tut.

Es ist erforderlich, die lokale Dimension des Schmerzortes zu verlassen und eine Ebene höher zu gehen – in das menschliche Bewusstsein. Denn die Schmerzwahrnehmung ist in erster Linie ein Bewusstseinsprozess. Daher spüren bewusstlose Menschen keinen Schmerz. Diesen Effekt macht sich die Medizin nach schweren Unfällen zu Nutze, wenn Verletzte in ein künstliches Koma versetzt werden. Das Spüren von Schmerz ist eine Empfindung, welche erst im Bewusstsein hervorgebracht wird. Es ist immer eine individuelle Bewertung von Informationen aus dem Körper und der Psyche des Betroffenen. Diese Bewertung erfolgt im (Unter-)Bewusstsein, das alarmiert reagiert, wenn bestimmte Normparameter größere Abweichungen aufweisen. Dies erklärt auch, warum Menschen Schmerz in seiner Ausprägung subjektiv so unterschiedlich empfinden.

Aus eigener Erfahrung sind mir starke Schmerzen aus der Vergangenheit sehr gut bekannt. Doch für mich besteht kein Zweifel, dass Schmerz durch das (Unter-)Bewusstsein lediglich in eine bestimmte Region projiziert wird. Er entsteht erst durch die Verarbeitung von verschiedenen Informationen und nicht bereits an der Stelle, wo es schmerzt. Aus diesem Grund darf man sich nicht täuschen lassen, dass genau an der Schmerzstelle ein Schaden sein muss. Das kann der Fall sein, muss aber nicht. Insbesondere bei chronischen Schmerzen wird häufig am Schmerzort kein Schaden vorhanden sein – auch wenn in der derzeit noch herrschenden Lehrmeinung der Medizin oft Gegenteiliges behauptet wird. So kommt es zur Interpretation vermeintlicher „Normabweichungen" bestimmter Körperteile, die beim Schmerzgeschehen oftmals überhaupt nicht relevant sind. So geschieht es, dass häufig unnötig oder an der falschen Stelle therapiert wird. Der immer weiter zunehmende Anteil chronisch schmerzkranker Menschen in der Bevölkerung belegt deutlich, dass es offensichtlich große Behandlungsdefizite in der Schmerztherapie gibt.

Wie weit dies die Lebensqualität und die Produktivität von Betroffenen einschränkt, kann nur gemutmaßt werden.

Derartige Schmerzen werden in der Mehrzahl der ärztlichen Diagnosen als unspezifisch bezeichnet. Dies bedeutet, dass die Ursache des Schmerzes aufgrund einer unvollständigen Schmerztheorie unbekannt erscheint. Grundsätzlich möchte ich auch davor warnen, jeden Menschen im Sinne einer einheitlichen Norm optimieren zu wollen, wie dies in zahlreichen Therapien immer wieder geschieht. Es gibt keinen Normmenschen, sondern rund sieben Milliarden Menschen mit variantenreichen Körpern und unterschiedlichen psychischen Prägungen.

Schmerzphänomene sind deshalb höchst individuell, und insofern auch meist unterschiedlich zu therapieren. So häufig Parallelen der Ursachen zu finden sind – ich habe noch keine zwei identischen Patienten in meiner Praxis gehabt. Von einem weit verbreiteten Denken in „Standardschubladen" sollte sich die Medizinwissenschaft deshalb besser hüten. Sicher spielen häufig auch psychisch-emotionale Probleme eine Rolle, auf die in diesem Buch nicht tiefer eingegangen werden kann. Doch selbst diese müssen zur Entstehung von chronischem Schmerz nicht zwingend vorhanden sein. Es ist also zu kurz gegriffen, wenn Mediziner ohne Nachweis einer körperlichen Schädigung den Schmerz am Ende als psychisch verursacht (psychosomatisch) ansehen.

Schmerz kann ohne einen körperlichen Schaden, ohne äußerliche Fremdeinwirkung und ohne einen Entzündungsprozess entstehen.

Nervenbeeinträchtigungen müssen ebenfalls keine Rolle spielen.

Die meisten chronischen Schmerzen fallen in diese Kategorie und werden bislang nicht ursachengerecht therapiert.

Nutzwert von Schmerz

Es mag erstaunen, doch aus Sicht des Körpers hat Schmerz sicher einen großen Nutzen. Nur so lässt sich erklären, dass im Rahmen der menschlichen Evolution die Schmerzwahrnehmung nicht verschwunden ist. Geschätzte 70 Billionen Körperzellen arbeiten im Körper laufend harmonisch und synchron zusammen. Die Medizinwissenschaft ist derzeit nicht in der Lage, die Steuerung einer solchen Komplexität auch nur annähernd zu erklären. Es ist sicher zu kurz gedacht, wenn nun davon ausgegangen wird, dass bestimmte Schmerzphänomene eine Laune der Natur oder ein Fehler seien. Es gibt einen überaus großen Nutzen von Schmerz, und dieser lässt sich aus der Regulationslogik des Körpers heraus erklären. Bei den nachfolgenden Überlegungen zu einem Erklärungsmodell steht deshalb nicht ein „Fehler" im System Körper im Vordergrund, sondern die Suche nach der „**Sinnhaftigkeit des Schmerzes**" im Rahmen der Regulationslogik für den Betroffenen.

Zur Verdeutlichung des Schmerzphänomens werden an dieser Stelle zwei grundsätzliche Arten von Schmerzen unterschieden. Im Gegensatz zu der Einteilung der Schulmedizin, welche Schmerzen gewöhnlich nach dem Ort des Geschehens einteilt, erfolgt hier eine Differenzierung nach der Sinnhaftigkeit bzw. der Logik des Schmerzes:

1) Akutschmerz / Verletzungsschmerz

Hier handelt es sich um einen Schmerz, der seine Ursache in einer (akuten) Verletzung hat. Hier ist ein echter Schaden am Körper eingetreten. Das kann beispielsweise eine Verbrennung, eine Schnittwunde, oder ein Fremdkörper sein. Die Ursache des Schmerzes ist ein von außen zugefügtes Ereignis. Genau in diesem Fall ist es sinnvoll, dass das Bewusstsein über eine Empfindung direkt am Schmerzort mitteilt, an welcher Stelle genau es ein Problem gibt. Der Betroffene kann anschließend bewusst eine logisch-rationale Handlung dagegen unternehmen, wie einen Splitter zu entfernen oder einen Arzt aufzusuchen, der beispielsweise eine Wundverletzung nähen kann. Dies dürfte die Art von Schmerz sein, mit der ein Kind im Leben als Erstes konfrontiert wird.

Menschen neigen (vermutlich aufgrund dieser Kindheitserfahrung) auf der logischen Ebene oft vorschnell dazu, bei Schmerzen vom Zusammenhang „Schädigung oder Verletzung macht Schmerz“ auszugehen. Dieser Hintergrund könnte auch die Ursache sein, warum die Mehrzahl der Medizinwissenschaftler ihre derzeitigen Erklärungsmodelle zum Thema Schmerz darauf aufbauen. Die logische Folge ist, dass die meisten Schmerztherapien auf diesen Ursache-/Wirkungszusammenhang abgestellt werden. Behandlungen finden so vorzugsweise direkt am Ort des Schmerzgeschehens statt.

Nur ein kleiner Anteil von chronischen Schmerzpatienten ist mit dieser ersten Art von Schmerz konfrontiert – bei der primär eine äußerliche Ursache vorliegt. Es handelt sich hier in der Mehrzahl um Akutereignisse im Rahmen von Verletzungen. Ein Schädigungs-/Verletzungsschmerz kann auch auftreten, falls innere Erkrankungen bestehen. In diesem Fall ist die jeweilige Erkrankungsstelle mit dem Ort des Schmerzes ebenfalls identisch. Das Bewusstsein wird durch Gewebshormone, die beispielsweise bei einer Entzündung am Problemort ausgeschüttet werden, über den Krankheitszustand informiert und reagiert mit der Projektion eines Schmerzes auf die jeweilige Körperregion. Die Veränderung von elektrischen Potentialen in zerstörten Zellen und die Weiterleitung dieser Informationen über Nervenbahnen sind weitere Erklärungen für das Auftreten eines Schmerzes dieser Art.

Sinn dieser Schmerzart ist es grundsätzlich, den Betroffenen auf eine Gefahr, eine innere Erkrankung oder eine Verletzung aufmerksam zu machen und gegebenenfalls die Immunabwehr und Reparaturmechanismen in Gang zu bringen. Die Situation erschließt sich dem Menschen meist sofort logisch-rational und bringt ihn dazu, beispielsweise ärztliche Diagnostik einzusetzen, um die Schmerzstelle genauer zu untersuchen.

Wie kann der Körper das Ausmaß einer verletzungsbedingten Schädigung abschätzen?

Der Körper verfügt über Dehnungsrezeptoren in den Muskeln und Sehnen. Je mehr eine Muskelstruktur „aufgebläht“ wird, beispielsweise bei einer verletzungsbedingten Prellung mit einem nachfolgenden Ödem, umso stärker werden diese Rezeptoren auseinander gezogen. In Verbindung mit zusätzlichen Sensoren in den Gelenken hat der Körper hiermit ein perfektes System zur Eigenwahrnehmung, um die Größe eines Problems zu interpretieren. Dieses Körperempfinden, auch Tiefensensibilität genannt, wird zuweilen als der sechste Sinn eines Menschen bezeichnet. Tritt beispielsweise durch eine Akutverletzung eine Raumforderung (Bluterguss, Ödem …) ein, wird ein bestimmter Schwellenwert der Gewebeausdehnung überschritten. Diese Informationen werden über die Nervenbahnen weitergeleitet. Aus den ankommenden Daten kann das (Unter-)Bewusstsein so automatisch Umfang und den genauen Ort einer Schwellung ermitteln. Es wird dann, falls alle Daten auf eine Verletzung hindeuten, mit der Einleitung entsprechender Heilungsprozesse gegensteuern und kann auch mit Schmerz reagieren, wenn dies individuell sinnvoll erscheint.

Insgesamt verfügt der Körper über ein perfektes System, mit dem Störungen in Art und Umfang wahrgenommen werden. Im Rahmen der anschließenden Regeneration sind zusätzlich viele andere Mechanismen beteiligt, insbesondere elektro-magnetische Feldeinflüsse. Die meisten dieser Prozesse sind noch wenig erforscht. Deshalb werde ich nicht tiefer darauf eingehen. In der Regel weiß der Körper jedoch selbst sehr genau, wie seine Leistungsfähigkeit wieder optimal hergestellt werden kann.

2) Schmerz zum Schutz des Körpers vor eigener Verletzung (Warnschmerz)

Diese andere Art von Schmerz wird absichtlich vom Bewusstsein selbst hervorgebracht, ohne dass eine äußere Verletzung stattgefunden hat. Ein derartiges Symptom soll auf eine – meist sinnvolle – Weise dem Schutz des Betroffenen dienen. In diesem Fall kann an dem Ort, wo ein Schmerz gespürt wird, ein Problem sein. Es muss aber nicht zwingend ein Schaden, eine Verletzung oder eine innere Erkrankung bestehen. Diese Art von „Warnschmerz“ ist das hauptsächliche Behandlungsfeld der Biokinematik.

Um bei dieser zweiten Art von Schmerz die Ursache herauszufinden, müssen daher die Selbstregulierungsprozesse und die Anpassungsfähigkeit des Körpers tiefer betrachtet werden. Insbesondere bei chronischen Schmerzen ist von dieser Schmerzursache auszugehen. Von den derzeit häufig angewandten, standardisierten Schmerztherapieansätzen der klassischen Schulmedizin wird dieser Zusammenhang aus meiner Sicht allerdings bislang grundlegend falsch interpretiert. Für eine zielführende Therapie ist es erforderlich, die Sinnhaftigkeit des (eventuell chronifizierten) Schmerzes ausreichend zu erfassen. Warum bringt das (Unter-)Bewusstsein absichtlich einen bestimmten Schmerzzustand hervor? In der richtigen Beantwortung dieser Frage findet sich der Schlüssel für eine erfolgreiche Schmerzbehandlung.

Sinnhaftigkeit von Schmerz zur Warnung und Optimierung der Selbstheilung

Ein Kind bricht sich bei einem Unfall den Unterarm. Die Verletzungsstelle schmerzt kurz. Dann tritt durch den Unfallschock häufig eine zeitweilige Schmerzfreiheit ein (diese konnte in früheren Zeiten sinnvoll zur Flucht genutzt werden). Nach Abklingen des Schocks wird neben der Verletzungsstelle meist auch der gesamte Arm inklusive Schulter schmerzen.
Der Körper versucht mit diesen zusätzlichen Schmerzempfindungen, die außerhalb der ursprünglichen Verletzungsstelle empfunden werden, den Arm ruhig zu stellen. Er wird regelrecht in eine Körperposition gezwungen, in der er natürlicherweise wieder perfekt zusammenwachsen kann. Hierzu dient auch die (von der Evolution her gesehen) sinnvolle Schwellung, welche die Knochen auf natürliche Weise zu repositionieren versucht. Dies ist Teil unseres Überlebensprogramms, als noch keine medizinische Versorgung gewährleistet war.
Wird dieser Arm akutmedizinisch gerichtet und eingegipst, verschwindet der Schmerz in der Regel schnell. Das Unterbewusstsein hat selbständig richtig kombiniert, dass der Schmerz nun nicht mehr erforderlich ist, um die dauerhafte Ruhigstellung des Arms und damit die idealen Heilungsbedingungen zu gewährleisten.

In diesem fiktiven Beispiel wurde dargestellt, wie das Unterbewusstsein zusätzlich beliebige Schmerzen, beispielsweise im Schultergelenk, hervorbringen kann, um entweder die Selbstheilung zu optimieren oder weiteren, zusätzlichen Schaden abzuwenden.

Bei dieser zweiten Art von (zusätzlichen) Schmerzen, die mit der Ursprungsverletzung direkt nichts zu tun haben, liegt somit die Ursache im Inneren des Körpers – genauer im Regulationsprogramm des Unterbewusstseins. Diese Schmerzen können chronisch werden, falls das Unterbewusstsein die Aufrechterhaltung von Schmerz als dauerhaft sinnvoll ansieht. In vielen Fällen kann dies als eine Art „Warnschmerz“ interpretiert werden.

Allgemeiner Grundsatz bei Schmerzen:

Je weniger Bewegung, umso weniger Schmerzen. Doch auch in vermeintlicher Ruhe können Schmerzen bestehen, denn Bewegung ist permanent im Körper vorhanden – alleine durch das Atmen werden viele Muskeln vom Kopf bis zum Fuß in Arbeit versetzt. Chronische Schmerzen sollten deshalb immer im Zusammenhang mit den jeweiligen Muskelbewegungen betrachtet werden.

Selbstverständlich haben viele Schmerzpatienten die Erfahrung gemacht, dass körperliche Bewegung manchmal auch zu Schmerzlinderung führt. Der hier aufgestellte Grundsatz behält dennoch Gültigkeit. In der Regel wird eine ganz bestimmte Bewegung erst einmal zu einer (kurzfristigen) Schmerzverschlimmerung führen. Dies ist therapeutisch eine wichtige Information, weil sie beispielsweise die beteiligten Muskelstrukturen aufzeigt, die möglicherweise funktionsgestört sind. Somit wird die Muskulatur zum Dreh- und Angelpunkt bei einer Vielzahl chronischer Schmerzen. Der Begriff „Muskulatur“ wird hier umfassend verwendet: Er schließt auch das gesamte Bindegewebssystem (Faszien) in dieser Struktur mit ein, da es sich funktional im Alltag nicht trennen lässt.

Persönlich durfte ich vor einigen Jahren zu diesem Thema tiefgreifende Erfahrungen bei einem diagnostizierten Bandscheibenvorfall in der Lendenwirbelsäule machen:

Eigene Erfahrungen mit chronischem Rückenschmerz

Im Jahr 2002 erlitt ich einen schweren Skiunfall, bei dem ich abseits der Piste an einem Abhang einige Meter hinunterfiel. Danach litt ich an starken Schmerzen im Rücken und ausstrahlend in das Bein, so dass ich kaum mehr stehen und laufen konnte. Anschließend war über viele Monate hinweg keiner der aufgesuchten Orthopäden und Therapeuten in der Lage, die Ursache dieses Problems zu beseitigen und mich von diesem Schmerz dauerhaft zu befreien. Kliniken rieten zur sofortigen Operation an der Bandscheibe und Radiologen sprachen von einem der größten Bandscheibenvorfälle in meiner Lendenwirbelsäule. den sie jemals gesehen hatten. Bei Nicht-Operation deuteten sie mir dauerhafte Lähmungen an. Da ich eine Lösung ohne Operation suchte, umfassten meine Therapieversuche auch ein intensives, medizinisches Rückenkräftigungsprogramm, bei dem ich am Ende das Höchstgewicht eines Trainingsgerätes stemmen konnte. Dies blieb ebenfalls ohne positive Auswirkung, sondern verschlimmerte die Schmerzen sogar noch weiter.

Nicht ursachengerechte Behandlungen

Therapeuten, die den Versuch unternahmen, mich von diesen Schmerzen zu befreien, behandelten immer – wie ich heute weiss – an der falschen Stelle. Dies war vor allem die Rückseite meiner Wirbelsäule. Es erscheint nachvollziehbar, warum viele Therapeuten dazu neigen, am Schmerzort zu behandeln. Sie haben es so gelernt und setzen vermutlich aufgrund ihrer Ausbildung und ihren eigenen, frühkindlichen Erfahrungen mit Verletzungen die Schmerzstelle und den Ort des Problems gleich. Dabei übersehen sie vermutlich oftmals die tieferen Zusammenhänge der Regulationslogik des Körpers. Sie beziehen nicht vollständig in ihre Überlegungen mit ein, dass das Unterbewusstsein absichtlich Schmerzen an beliebigen Orten, die aus seiner Sicht nützlich sind, hervorbringen kann. So will es den Körper vor (weiterer) Verletzung schützen, auf ein Problem aufmerksam machen oder eine Warnung aussenden.

Während Monaten voller Schmerz wurde ich mit einer Vielzahl von Schmerztheorien der Medizinwissenschaft konfrontiert, die sich bei genauerer Prüfung allesamt unlogisch anhörten. So wurde neben einem massiven Bandscheibenvorfall, der eindeutig auf eine Nervenwurzel im entsprechenden Bereich drücken sollte, auch immer von einer Entzündung gesprochen. Ich entgegnete, dass mein Körper, der ansonsten vollkommen gesund war, doch eine Entzündung mit seinem Immunsystem in kurzer Zeit in den Griff bekommen sollte. Zudem konnte ich mir nicht vorstellen, dass ein Körper, der nach einem Unfall normalerweise mit blau-rötlichen Prellungen und damit verbundenen Entzündungen hervorragend zurechtkommt, nicht erfolgreich in der Lage sein sollte, eine wie auch immer geartete Entzündung im Wirbelsäulenbereich zu bekämpfen.

Viele Aussagen der behandelnden Orthopäden waren zudem in sich widersprüchlich. Es konnte mir keiner erklären, warum sich eine sofortige Schmerzfreiheit im Sitzen oder einer sogenannten Stufenlagerung einstellte. Falls die Ursache eine angebliche Entzündung der Nervenwurzel oder ein blockierter Wirbel wäre, könnte diese sich doch nicht in Sekunden oder Minuten auflösen lassen!? Wenn der Bandscheibenvorfall selbst das Problem wäre, warum war der Schmerz dann im Sitzen besser? Der Medizinwissenschaft ist durch Röntgenaufnahmen gut bekannt, dass der Vorfall der Bandscheibe beim Sitzen anatomisch tendenziell noch stärker begünstigt wird. Ich begann deshalb, die Bandscheibe immer weniger als den eigentlichen „Übeltäter" anzusehen, war hierbei jedoch ziemlich auf mich alleine gestellt, da alle Behandler von ihrem „klassischen Bandscheibenvorfallmodell" nicht abweichen wollten.

Heute weiß ich, dass dies kein Einzelfall ist. Je mehr ich mich mit dem Thema auseinandersetzte, umso mehr wurde mir bewusst, wie viele Menschen unter Rückenproblemen leiden und bislang keine geeignete Therapie finden. Irgendetwas muss mit der bisherigen Schmerztheorie falsch sein, denn Rückenschmerzen sind Deutschlands Volkskrankheit Nummer Eins. Von Jahr zu Jahr leiden immer mehr Menschen darunter – die Wachstumsrate beträgt etwa 3 % – 5 % und damit erheblich mehr als demographische Alterungsprozesse erklären würden.

Bei meinen ausführlichen Recherchen erschien mir als Lösung die reine Symptombekämpfung durch die ständige Einnahme von Schmerzmitteln auf Dauer nicht zielführend zu sein. Ich war sicher, dass ich einen anderen Weg finden musste, denn viele meiner Therapeuten berichteten mir auch von ihren eigenen, aktuellen Schmerzproblemen. Der Rat der Orthopäden war zu diesem Zeitpunkt bei einer Bandscheiben-Operation angelangt. Häufig wurde ich in der damaligen Zeit mit regelrecht Angst einflößenden Ratschlägen konfrontiert, wie „Ihre Skier können sie verkaufen, die werden sie nie wieder benutzen können." Bis heute weiß ich nicht, inwieweit die Tatsache, Privatpatient zu sein, hierbei eine Rolle gespielt hat. Aber die aufgebaute psychisch-emotionale Drohkulisse seitens einiger Neurochirurgen / Orthopäden war doch sehr bemerkenswert.

Glücklicherweise erläuterte mir kurz danach der Freiburger Arzt Walter Packi über das Behandlungskonzept der Biokinematik die tieferen Zusammenhänge. Er hatte sich als Allgemeinmediziner und Unfallchirurg über viele Jahre hinweg mit dem Zusammenhang zwischen Schmerz und Muskeln beschäftigt und anschließend eine eigene Schmerzklinik gegründet, die seine Forschungsergebnisse sehr erfolgreich bei Patienten umsetzt. Vieles, was hier in diesem Buch zum Thema Schmerz und Muskelfunktion ausgeführt wird, beruht ursprünglich auf seinen Überlegungen. Ich bin ihm heute auch als Therapeut sehr zu Dank verpflichtet, da er mich später in der Klinik mit seinen Ärzten für Biokinematik in dieser Therapie geschult hat.

Erstmals war mit ihm ein Arzt in der Lage, die Ursache der Schmerzen grundlegend zu erklären. Als er muskuläre Blockaden im Bauchbereich (!) meines Körpers mittels einer Druckpunkttechnik mit seinem Finger auflöste, verschwand der Großteil des Rücken- und Beinschmerzes zu meiner großen Verwunderung innerhalb von Minuten. In den nachfolgenden Tagen erlernte ich die besonderen Übungen der Biokinematik. So habe ich innerhalb weniger Wochen mein körperliches Wohlbefinden wieder vollkommen hergestellt. Mein Unterbewusstsein sah nicht länger die Notwendigkeit, einen Schmerz bei einer Bewegung einschießen zu lassen, um eine blockierte Muskelstruktur vor Zugkräften ihres muskulären Gegenspielers, des Antagonisten, zu beschützen. Im weitesten Sinne kann bei der angewandten Therapiemethode von einer Weiterentwicklung der manuellen Therapie in Kombination mit speziellen physiotherapeutischen Körperübungen gesprochen werden. Hierbei wird besonders der muskuläre Gegenspieler (Antagonist) in die Behandlung mit einbezogen. Anschließend wird über ein intensives Beweglichkeitstraining der Muskulatur verhindert, dass die Beschwerden wiederkommen. Diese Art der Behandlung ist in ihrer Wirksamkeit nicht immer so schnell wie in meinem Beispiel, doch es lohnt sich, bei chronischen Schmerzen diese muskulären Zusammenhänge vor einer eventuellen Operation oder ähnlich schwerwiegenen Eingriffen in Betracht zu ziehen. Bei vielen Patienten erlebe ich, dass alleine die Finger-Druckpunkttechnik an der richtigen Stelle die Beschwerden oft in wenigen Minuten lindern oder sogar ganz auflösen kann.

Der Unterschied des Gesamtkonzeptes zu vielen anderen Therapieverfahren liegt insbesondere darin, dass dem Patienten durch die Körperübungen und Druckpunkte vermittelt wird, wie er zukünftig seine Beschwerden selbst verhindern kann. Ein aktiver Ansatz im Vergleich zu den standardisierten passiven Methoden, wie alleinige manuelle Therapie, Faszienrollen, Massagen, Dehnungsübungen… . Kurzfristig ist die neue, alternative Vorgehensweise für den Patienten sicher etwas fordernder, dafür mit erheblich höherer (und oft dauerhafter) Erfolgsquote.

Um diesen Therapieweg bekannt zu machen, stellte ich im Jahr 2002 aus Dankbarkeit für meine Gesundung eine Internetseite zum Thema Biokinematik als gemeinnütziges Projekt ins Netz, die sich ausschließlich mit muskulärer Schmerztherapie beschäftigt und die Zusammenhänge erläutert. Sie ist heute unter der Adresse www.Muskelfunktionstraining.de erreichbar. Hier finden sich auch aktuelle Seminare und Fortbildungen zum Thema Biokinematik.

Was war bei meinem Skiunfall geschehen?

Durch den Sturz wurde die vordere Beckenmuskulatur blitzschnell überdehnt. Dies registrierte das Unterbewusstsein über verschiedene Dehnungsrezeptoren in den Muskelfasern. Aufgrund der wahrgenommenen Unfallsituation wurde durch das muskuläre Bindegewebe – im Sinne eines Schutzreflexes – sofort eine Fixierung einzelner Muskelfaserstrukturen im Beckenbereich veranlasst, um Schaden vom Körper und insbesondere der Wirbelsäule abzuwenden. Hauptsächlich war hier die tiefe Hüftbeugemuskulatur auf der Vorderseite des Körpers betroffen, da ich nach hinten überdehnt wurde.

Ohne diesen „internen Schutzreflex“ wäre ich vermutlich bei dem Sturz schwerer verletzt worden.

So sinnvoll dieser Reflex zum Unfallzeitpunkt war, der unangenehme Effekt war anschließend, dass die überdehnten Muskelfasern die Alltagsbewegungen stark einschränkten.

Hätte es sich lediglich um wenige Einzelfasern gehandelt, wäre es für das Unterbewusstsein wohl noch leicht gewesen, auf alternative und grobmotorischere Bewegungsmuster unter Zuhilfenahme von benachbarten Muskelfasern auszuweichen. Hier aber waren offensichtlich so viele Einzelbereiche betroffen, dass dieser Kompensationsmechanismus alleine nicht mehr ausreichend war. Deshalb wurden größere Einschränkungen im körperlichen Bewegungsmuster vollzogen, welche dann meine normalen Alltagssituationen stark beeinträchtigten. Diese funktionale Muskelblockade führte zu Schmerzen im Rücken und Gesäß, verbunden mit schmerzhaften Missempfindungen und lähmungsartigen Erscheinungen im Bein. Der Bandscheibenvorfall war durch die muskuläre Zuggurtung in der Lendenwirbelsäule hervorgerufen. Hier wirkten insbesondere Zugkräfte auf der Vorderseite der Wirbelsäule, welche die Bandscheibe verschoben und diese aufgrund der beim Unfall wirkenden Quer- und Scherkräfte einreißen ließen. Die Flüssigkeit aus dem Inneren der Bandscheibe trat durch diesen Riss nach außen und war radiologisch als sogenannter Sequester sichtbar.

Warum war der Schmerz auf der Rückseite und nicht auf der Vorderseite?

Die muskuläre Blockade im Bindegewebe der betroffenen Muskelstrukturen war auf der Vorderseite meines Körpers zu suchen. Der Schmerz dagegen war in den Bereich der muskulären Gegenspieler auf der Rückseite projiziert worden.

Das Konzept einer perfekten Steuerung der Muskulatur im Unterbewusstsein macht dies verständlich. Denn alleine die intakten Muskelfasern auf der Rückseite meines Körpers wären in der Lage gewesen, eine noch größere Funktionsstörung anzurichten. Würden diese sich zusammenziehen oder verkürzen, hätten sich die entsprechenden Muskelfasern auf der Vorderseite entgegengesetzt synchron verlängern müssen. Da diese jedoch aufgrund des Schutzreflexes immer noch blockiert waren, wurde mir über einen Schmerz mit dem sinnvollen Ziel einer „Warnung" vermittelt, dass diese Bewegung nicht mehr möglich oder unzulässig ist.

Der Schmerz war in die bewusste Wahrnehmung getreten und wurde in den Bereich der gesunden, intakten Muskelstruktur projiziert. Je mehr ich versuchte, mich aufzurichten, umso intensiver wurde der Schmerz. Nicht aufgrund eines vorhandenen körperlichen Schadens, sondern als Signal meines Unterbewusstseins, um mich auf die Muskelblockade auf der Vorderseite und die gestörte Funktion im Bereich der Lendenwirbelsäule hinzuweisen. Leider konnte ich – im Einklang mit den behandelnden Orthopäden – diese Botschaft des Unterbewusstseins nicht richtig deuten. Es dauerte deshalb Monate, bis die Ursache in der Biokinematik-Klinik vom Allgemeinarzt Walter Packi dann richtig erkannt wurde.

In der Praxis kann festgestellt werden, dass die meisten Schmerzen bewegungsabhängig sind. Bevor nun nach tiefgreifenderen Ursachen gefahndet wird, sollte deshalb die Frage nach dem Zustand und der Beweglichkeit der Muskulatur gestellt werden. Vorab sollten selbstverständlich innere Erkrankungen, die mit den gleichen Schmerzsymptomen einhergehen können, schulmedizinisch ausgeschlossen worden sein. Hierfür ist eine konventionelle schulmedizinische Diagnostik sinnvoll, die auch bildgebende Verfahren wie Kernspintomographie mit einbeziehen darf. Doch selbst bei inneren Erkrankungen tritt ein Schmerz meist erst dann ein, wenn die Bewegungsbahn der umgebenen Muskelstrukturen durch Gewebewachstum, Flüssigkeitseinlagerungen oder anderes gestört wird. Ein Beispiel wäre der Schmerz bei einer Tumorerkrankung (gut- oder bösartig), der in der Regel erst dann auftritt, wenn die Raumforderung eine bestimmte Toleranzgrenze überschritten hat. Im Anfangsstadium sind derartige Erkrankungen meist lange schmerzfrei.

Muskeltherapie und energetische Heilbehandlungen – ein Gegensatz?

Durch die Praxis bin ich sehr von der Wirkung emotionaler, psycho-somatischer und energetisch orientierter Heilverfahren überzeugt. Doch nach meinem Skiunfall konnte ich hiermit keinen Erfolg erzielen. Scheinbar sollte ich auf eine Form der Therapie aufmerksam gemacht werden, die mit der Muskulatur stärker auf der körperlichen Ebene ansetzt. Im Nachhinein bin ich sehr dankbar für diese Erfahrung, denn die Bedeutung der optimalen Muskelfunktion wurde mir während dieser Zeit deutlich vor Augen geführt. Weiterhin wurde mir praktisch nahegelegt, dass es im Bereich einer gestörten Muskelfunktion für energetische Behandlungsverfahren Begrenzungen gibt. Dennoch halte ich es für sinnvoll, beide Konzepte miteinander zu verbinden. Oftmals kann die Therapie so beschleunigt werden, und auch die muskulären Druckpunkte zur Schmerzlinderung reagieren in der Kombination mit energetischen Techniken schneller.

Die Entstehung von muskulären Funktionsdefiziten

Grundsätzlich bleiben Muskeln so lange in ihrem normalen Tonus und verkrampfen sich nicht, wie ausreichend Energie durch sie durchströmt und das natürliche biologische Zusammenspiel der Muskelfunktion gewährleistet ist.

Was die muskuläre Beweglichkeit anbelangt, so nimmt diese tendenziell im Laufe des Lebens ab. Die Gründe hierfür liegen manchmal in Energiemangel oder in emotionalen Ursachen, die häufig eine Rolle spielen und den Energiefluss stören können. Letztere bleiben bei dieser grundlegenden Betrachtung an dieser Stelle jedoch noch unberücksichtigt. Die Tatsache, dass allgemein im Alltag auf die Beweglichkeit kaum Wert gelegt wird, spielt eine große Rolle bei muskulären Blockaden. Während Kinder in aller Regel noch sehr beweglich sind und deshalb auch nur äußerst selten unter chronischen Schmerzen leiden, haben dagegen die meisten Senioren diese Art von Problemen. Vergleicht man die Beweglichkeit dieser zwei Gruppen, so wird man tendenziell feststellen, dass vor allem im Bereich des Beckens und des Halses die naturgegebene Beweglichkeit oft um mehr als zwei Drittel reduziert ist. Dadurch bedingt kommt es anschließend leicht zu Verschiebungen von Wirbelkörpern, die unter zu hohen und asynchronen Zugkräften der Muskulatur zu leiden haben. Obwohl dies an sich schon ausreichen kann, um das harmonische Zusammenspiel der muskulären Spieler und Gegenspieler zu stören, wird zudem bei abnehmender Beweglichkeit die Wahrscheinlichkeit erhöht, dass es bei schon kleineren Verletzungen zu Überdehnungen von Muskelfasern kommt. Das Unterbewusstsein hat in diesem Fall viel weniger Zeit zur Verfügung, um eine Unfallbewegung abzufangen, so dass sofort das Bindegewebe mit seinem Schutzreflex eingreifen muss. Es verhärtet sich und wird hierdurch hart und überaus stabil. Derart veränderte Muskelfaserbündel sind häufig direkt ertastbar und fühlen sich etwa wie gespannte Saiten an. In Mode gekommenes, einseitig auf Kraft fixiertes Fitnesstraining leistet ebenfalls seinen Beitrag zur Entstehung muskulärer Probleme. Muskeln neigen umso mehr zur Verkürzung, je mehr sie in Richtung Kraft auftrainiert wurden.

So kann allzu intensives Bauchmuskeltraining die Grundlage jener Bandscheibenvorfälle und Muskelschmerzen sein, an denen heute schon 25-Jährige oder Fußballprofis leiden. Mit einer kurzen Internetrecherche lassen sich leicht Dutzende Top Athleten mit diesen Problemen auffinden.

Ein gezieltes Krafttraining für die Muskeln im Becken und an der Wirbelsäule bessert die Beschwerden anfangs häufig sogar. Es wirkt wie eine muskuläre Zuggurtung, eine Art Korsett, welche die Beweglichkeit letztlich noch weiter einschränkt. Da beim Beginn der Probleme meist lediglich eine bestimmte Einzelbewegung im Grenzbereich der Muskelbeweglichkeit den Schmerz auslöst, wird genau diese Bewegung durch immer mehr Zuggurtung zunehmend unmöglich. Dieser Zustand täuscht eine Verbesserung der Situation vor, erscheint vorerst stabil, und der Betroffene hat häufig nur wenige oder auch überhaupt keine Schmerzen mehr. Zahlreiche Beispiele aus der Praxis bestätigen die Schwächen dieses Konzeptes, bei dem die Funktionsstörung und Minderbeweglichkeit nicht zielführend beseitigt wird. Aufgrund der durch Kräftigungstraining noch zunehmenden Einsteifung/ Unbeweglichkeit bedarf es jetzt bloß eines vergleichsweise kleinen Auslösers, wie eines Unfalls oder einer Überdehnung. So kann es später im Leben zu immer größeren Problemen kommen, die sich primär als Schmerz und sekundär als innere Erkrankungen/Organdefizite bemerkbar machen. Die wesentliche Ursache ist hierbei oft in den tieferen Schichten der Muskulatur zu suchen. Sie werden erst dann wieder therapierbar werden, wenn die oberflächlichen, zusätzlich auftrainierten Muskelschichten vorab wieder natürlich beweglich und locker zurücktrainiert wurden. Die Behandlung verlängert sich hierdurch teilweise lange und wird in manchen Extremfällen sogar praktisch unmöglich sein, wenn beispielsweise die Bauchmuskulatur mehr an eine Stahlplatte als an einen Muskel erinnert. In diesem Fall erhält ein Therapeut mit seinen Händen keinen Zugang zu darunter liegenden, funktionsgestörten Muskeln, beispielsweise im tiefen Beckenbereich. Die Marketingbehauptung eines bekannten Therapiekonzeptes, „Ein starker Rücken macht keinen Schmerz“, ist deshalb aus meiner Sicht sehr mit Vorsicht zu genießen und findet keine Bestätigung durch die bislang behandelten Patienten meiner Praxis, die diese Kräftigungstherapien schon ausprobiert hatten.

Der heutige Arbeitsalltag spielt bei muskulären Blockaden ebenfalls eine Rolle. Während der Körper, von der Evolution her gesehen, vor allem zum Laufen und aktiver Bewegung geformt ist, wird er heutzutage speziell mit permanent sitzenden Tätigkeiten einseitig belastet. Dennoch versucht er, sich weitgehend diesen Anforderungen anzupassen. Hierdurch werden die Muskeln, besonders im Oberschenkel- und Beckenbereich, immer mehr zur Haltemuskulatur der Wirbelsäule und verlieren zunehmend ihre Fähigkeit zu flexiblen, schnellen Bewegungswechseln. Dies ist ein eher langsamer Prozess einer schleichenden Einsteifung.

Falls dann irgendwann mit einer schnellen Aufrichtbewegung beispielsweise ein Gepäckstück plötzlich hochgehoben werden muss, kann es zu den typischen Symptomen eines Hexenschusses kommen. Therapeutisch betrachte ich dies als eine erste Warnung des Unterbewusstseins, dass mit der Beweglichkeit der (Bauch-)Muskulatur etwas in größerem Umfang nicht mehr stimmt. Vielfach häufen sich bei Betroffenen Hexenschüsse dann über Jahre, und am Ende steht dann oft der chronische Rückenschmerz mit Ausstrahlung in das Bein (Ischialgie). Nicht selten kommen noch Missempfindungen, Kribbeln und Taubheit hinzu.

Diese Symptome sind auch in anderen Körperbereichen in den meisten Fällen ebenfalls ein Ausdruck der gestörten Beweglichkeit und Funktionsdefiziten der Muskulatur. Es ist hier das Bewusstsein, welches auf adäquate Art und Weise auf körperliche Störungen hinweisen möchte. Hierzu kann es sich einer ganzen Reihe von Symptomen bedienen – Schmerz ist im Regelfall Ausdruck einer geringeren muskulären Störung, während die genannten anderen Symptome meist auf größere muskuläre Funktionsdefizite hindeuten. Sie sind grundsätzlich kein Hinweis auf einen manifesten körperlichen Schaden, sondern treten eher im Sinne einer Warnung auf, die richtig interpretiert werden sollten.

Anfangs eine kleine Ursache,
mit großer Wirkung am Ende.

Ein Hexenschuss abseits medizinischer Versorgung

Im Jahr 2003 wurde ich von einer Urlauberin auf den Malediven gefragt, ob ich etwas gegen ihren akuten Hexenschuss tun könne. Sie hatte starke Rückenschmerzen und leider wurde die Insel nur zweimal in der Woche per Wasserflugzeug angeflogen. Ich bat sie, sich auf eine harte Unterlage zu legen und lockerte mittels der biokinematischen Druckpunkttechnik im Bereich der Bauchmuskulatur den akuten Krampf. Anfangs war der Druckpunkt sehr schmerzhaft, gab dann aber sehr schnell nach, und die Muskulatur wurde lockerer. Nach ungefähr 10 Minuten Therapie an verschiedenen Stellen auf der Vorderseite ihres Körpers bat ich sie aufzustehen. Zu ihrem Erstaunen war der Schmerz vollständig verschwunden. Auch die nächsten Urlaubstage konnte sie beschwerdefrei verbringen. Sie war überrascht und sehr dankbar für die schnelle Hilfe fernab von medizinischer Versorgung.

Dieses Beispiel zeigt, wie einfach es sein kann, muskuläre Blockaden zu entkrampfen. Dennoch muss ein Ereignis wie der Hexenschuss auch als Warnung interpretiert werden, dass mit der Muskulatur etwas in größerem Umfang nicht in Ordnung ist. Neben der im Beispiel dargestellten Akuthilfe über die Druckpunkttechnik gibt es grundsätzlich eine langfristig bessere Möglichkeit, um eine blockierte Muskelstruktur wieder beweglich zu machen:

Eine Muskelfaser kann niemals in einer Art Schutzstarre, die beispielsweise durch eine Unfallbewegung hervorgerufen wurde, erstarrt sein und gleichzeitig arbeiten. Deshalb muss die betroffene Muskelstruktur durch eine geeignete Therapie wieder zum funktionsgerechten Arbeiten gebracht werden. Arbeit im Sinne einer Aktivität in dem jeweiligen Bewegungsbereich, in dem vorher der Schutzreflex im muskulären Bindegewebe ausgelöst wurde. Diese Aktivität muss der Betroffene im Sinne eines Trainings regelmäßig durchführen, bis die Funktionsdefizite behoben sind. Dies kann im Einzelfall durchaus Wochen und Monate in Anspruch nehmen. Es lohnt sich jedoch, um (noch größere) gesundheitliche Probleme dauerhaft zu vermeiden.

Bei diesem Spezialtraining ist der besondere Unterschied zu den bislang noch weitverbreiteten Körperübungen des Dehnens/ Stretchens, dass der Muskel in die maximale Länge gebracht wird und anschließend (in dieser Position) aktiv unter Anspannung und Arbeitsbelastung versetzt wird – anstatt ihn lediglich passiv lang zu ziehen. Hierfür gibt es keine Altersbegrenzung. Diese speziellen Übungen der Biokinematik zur Wiederherstellung der Beweglichkeit können auch im späten Lebensalter gefahrlos durchgeführt werden, da mit geringen Kräften gearbeitet wird. Richtig umgesetzt, wird im besten Fall schon nach einigen Sekunden eine teilweise Lösung der akuten Blockade der Muskelstruktur eintreten. Falls diese Übungen richtig durchgeführt werden, kommt es in den Tagen danach zu einem Umbauprozess, bei dem das Ausmaß der Beweglichkeit langsam wieder vergrößert wird. Durch diese Art der gezielten Körperbelastung werden neben der sofortigen Entkrampfung gezielt zusätzliche bewegliche Muskelelemente (Sarkomere) hintereinander in die Muskelfasern eingebaut. Der Körper optimiert sich so mittels eines Therapiereizes selbsttätig.

Hierbei werden darüber hinaus unbewegliche Sehnenanteile des Muskels teilweise wieder in bewegliche Muskelelemente zurückverwandelt. Muskeln sind aktive Gebilde, die sich permanent umbauen und erneuern, je nachdem, was von ihnen verlangt wird. Beim bergab wandern wird dieser Effekt häufig ganz natürlich spürbar, wenn die muskuläre Kette des Beines sehr lang auseinander gezogen und gleichzeitig intensiv belastet wird. Manchmal kommt es hierbei zu Schmerzen im Bereich der Knie als ein Signal der bereits bestehenden Funktionsdefizite der Oberschenkelmuskulatur. Gleichzeitig handelt es sich hierbei um eine Art natürliches Längentraining, das alleine schon sehr nutzbringend sein kann. Hierdurch wird ein muskulärer Umbauprozess in Richtung Verlängerung eingeleitet, der oft mit großem Muskelkater in den Tagen danach einhergeht. Im Alltag werden aber bereits schon leicht schmerzhafte Körperbelastungen oft vermieden. Hierdurch kann es zu immer größeren Defiziten in der Muskelfunktion kommen. Der Betroffene wird so von Tag zu Tag anfälliger für chronische Schmerzprobleme, und es ist letztlich nur eine Frage der Zeit, bis das Bewegungssystem entgleist. Zu diesem Zeitpunkt ist die Therapie dann aufwendiger als zu Beginn der zunehmenden muskulären Funktionseinschränkungen.

Grundsätzliches Ziel sollte es sein, sowohl kräftige, als auch maximal bewegliche Muskeln zu haben. Mit kräftig ist hierbei gemeint, dass nicht nur in einer genau definierten Gelenkstellung eine Maximalkraft erreicht wird, sondern dass der Muskel in dem Moment, in dem er maximal „ausgezogen" ist, in verschiedene Bewegungsrichtungen (vorwärts/seitlich) noch immer kräftig ist. Die meisten Menschen verfügen in dieser maximalen Endstellung nur über sehr wenig Kraft. Oftmals genügen wenige Kilogramm Gewicht als Widerstand, während die Übung innerhalb von kurzer Zeit zu Erschöpfung führt. Dies zeigt bestehende Defizite dann überaus deutlich. Selbst Spitzensportler sind innerhalb von Sekunden bis Minuten zur muskulären Erschöpfung zu bringen, da das jahrelange einseitige Training in der Regel große Funktionsdefizite in bestimmten Körperbereichen zur Folge hatte.

Führt man sich nun vor Augen, welche überaus wichtige Rolle die volle, natürliche Funktion der Muskulatur in Bezug auf praktisch alle Organfunktionen im Körper hat, wird der Nutzen eines diesbezüglichen Trainings deutlich. Es gibt viele innere Erkrankungen, die ihre Ursache in funktionsgestörten Muskeln haben. Vor allem das Herz-Kreislauf-System ist hiervon betroffen, da der Blut- und Lymphstrom zwischen und in vollkommen verhärteten Muskelstrukturen viel schwieriger aufrecht zu erhalten ist. In diesen muskulären „Blockaden“ findet sich ein möglicher Grund für die Erhöhung des Blutdrucks im Alter, der nicht immer mit Medikamenten künstlich gesenkt werden müsste. Gleichzeitig ist hierdurch die Energieversorgung des Körpers schlechter, was zusätzlich zur Verkrampfung der Muskulatur führt. Diesem folgenschweren Kreislauf kann mit einem gezielten biokinematischen Training zur Wiederherstellung der natürlichen Beweglichkeit gut begegnet werden.

Aus diesem Grund sollte bereits in jungen Jahren regelmäßig die Beweglichkeit trainiert und aufrechterhalten werden. Denn es ist immer schwerer, diese Störungen erst dann zu behandeln, wenn erste Probleme oder Schmerzen bereits aufgetreten sind. Zur Prophylaxe bietet sich das Übungskonzept der Biokinematik an, das in entsprechenden Kursen für „medizinische Laien“, Fitnessspezialisten und Therapeuten gelehrt wird.

Die Rolle der Muskulatur beim Knochenbau

Der Körper ist ein sich selbst perfekt organisierendes System. Sofern neue Muskulatur aufgebaut wird, bleibt dies nicht ohne Auswirkungen auf den Knochenbau. Die Knochen bauen sich permanent um. Hierbei bildet sich automatisch dort Knochensubstanz, wo über die Zugkräfte der Muskulatur Biegekräfte bzw. Druck ausgeübt wird. Der Aufbau eines Knochens entspricht innerlich genau diesem Kraftverteilungsmuster. Stärkere Muskeln bedingen stabilere Knochen, wodurch eine Therapieoption bei Osteoporose im Alter sein kann, den Patienten wieder langsam stärker körperlich zu belasten. Innerhalb von wenigen Wochen – andere Krankheitsursachen in diesem Fall ausgeschlossen – wird der Knochenbau sich meist erheblich verstärkt haben. Dagegen kann eine ständige Unterforderung des Körpers zu Gesundheitsproblemen vielfältigster Art führen. Es ist daher lohnenswert, sich regelmäßig altersgerechten Belastungsreizen auszusetzen.

Bei Knochenwachstum an Stellen, wo normalerweise kein Knochen sein sollte, muss daher immer die Frage gestellt werden, ob hier nicht muskuläre Zugkräfte wirken, die den Knochen zum Stabilitätswachstum anregen. So können tastbare oder radiologisch sichtbare Veränderungen am Knochenbau die Folge einer muskulären Ursache sein. Häufig kann derartiges bei Fehlstellungen des Großzehs mit einhergehendem Knochenwachstum an der seitlichen Außenseite des Großzehengrundgelenks (Hallux Valgus) beobachtet werden. Meist wird dies durch das langfristige Tragen von Schuhen mit hohen Absätzen und den damit einhergehenden Veränderungen der Zugrichtung der beteiligten Muskelstrukturen verursacht. Mit etwas Fleiß und Geduld ist die Gelenkveränderung zumindest im Anfangsstadium durch bestimmte biokinematische Übungen auch ohne Operation korrigierbar.

Nach meiner Erfahrung bessern Schuh-Einlagen diese Problematik nicht – eher verschlechtern sie die Fußmuskulatur noch weiter. Ich hatte zahlreiche Fälle in der Praxis, wo sich die Tendenz zu einem Hallux Valgus erst nach dem Tragen von Einlagen schnell verschlechterte. Aus muskulärer Sicht nicht verwunderlich, da die Funktionseinschränkung so immer größer wird, auch wenn Schmerzen zunächst oft gelindert werden.

Bei Fehlstellungen der Knochen, beispielsweise X- oder O-Beine, bei denen Orthopäden zuweilen auch zu Operationen zur Begradigung oder Veränderung der Beinknochen raten, sollte ebenfalls zuerst der Zustand der Muskulatur begutachtet werden. Ähnlich einer Marionette werden die Knochen an der Stelle sein, wo Muskelkräfte sie erst hingezogen haben. Über eine gewisse Zeitdauer verändern sich die Muskeln, das Bindegewebe und die Knochen in eine neue Richtung, die der bevorzugten Bewegungsbahn entspricht. In der Biologie wird ein solches, sich dynamisch anpassendes, System als autopoietisch bezeichnet (selbst-formend). Selbstverständlich können derartige Veränderungen auch in den meisten Fällen durch ein verändertes Training/Belastungsreize rückgängig gemacht werden – wobei sich immer die Frage stellt, ob der derzeitige Zustand überhaupt einen Krankheitswert besitzt, insbesondere, falls keine Beschwerden auftreten. Es gibt keinen „Normkörper", sondern lediglich Varianten, die jeweils passend sind. Von Behinderungen oder anderen sehr seltenen Fällen abgesehen, sorgt die Natur selbst in der Regel für die Formung und das perfekte Zusammenspiel der menschlichen „Bauteile".

Normabweichungen der Beine durch intensives Training

Profi-Fußballer haben öfters O-Beine. Dies kann nach meiner Auffassung stark damit zusammenhängen, dass sie viele Seitwärtspässe üben und intensives Krafttraining durchführen. Ihre Muskulatur im Bereich der Innenschenkel (Adduktoren) wird hierdurch tendenziell verkürzt. So verändern sich die Zug- und Druckkräfte und demzufolge passen sich Knochen und damit auch das Kniegelenk entsprechend an. Muskulär wird die O-Bein-Position mehr und mehr erzwungen. Somit werden Zerrungen und Verletzungen in diesen Bereichen häufiger, da kaum noch Beweglichkeitsreserven da sind, um Seitwärtsgrätschen und Fouls abzufangen. Derartige Probleme führen oft zu Operationen am Knie. Da die Karriere dann meist im mittleren Lebensalter endet, erfährt die Öffentlichkeit nie viel von den anschließenden körperlichen Problemen der ehemaligen Topstars, die häufig chronifiziert bestehen.

Würde frühzeitig mit gleicher Intensität wie beim Krafttraining auch die Beweglichkeit trainiert werden, wären Verletzungen wohl sehr viel unwahrscheinlicher. Der Teil der Operationen, der zur Verringerung von Schmerzen und (angeblicher) Überlastungsschäden durchgeführt wird, wäre vermutlich zu einem Großteil nicht erforderlich.

Dies gilt bereits für das Babyalter, wenn Eltern mit der Diagnose einer Hüftfehlstellung verängstigt werden. In dieser Zeit wird häufig eine Vielzahl von Hüftfehlstellungen diagnostiziert. Deshalb wird nicht selten zu sogenannten Umstellungsoperationen geraten, obwohl der junge Körper sich doch noch gar nicht voll entwickelt hat.

Menschliche Knochen erneuern sich beständig und bauen sich durch Belastungen um. Sie sind nur wenige Monate alt, auch bei alten Menschen. Naturgegeben besitzen die Knochen selbstverständlich im Normalfall die Fähigkeit, sich im Laufe der Zeit selbst zu korrigieren. Genau genommen ist es erst die Bewegung ab dem Kleinkindalter, wie Laufen, die den Körper über Jahre hinweg automatisiert in eine perfekte Form entwickelt.

Ich spreche an dieser Stelle nicht von klaren Missbildungen, bei denen Operationen augenscheinlich sinnvoll sind, sondern von Situationen, in denen durch Verängstigung Eltern in Operationen ihrer Kinder einwilligen, die fraglich erscheinen und am Ende großen Schaden anrichten können. Betroffene Eltern sollten sich besser mehrere unabhängige Meinungen von Ärzten einholen, bevor sie ihr Kind einer solchen Operation aussetzen. Stellen Sie sich die Frage, ob die Natur nicht vielleicht besser weiß, wie eine Situation zu korrigieren ist. Sie sollten ebenfalls in ihre Überlegungen einbeziehen, dass die Verängstigung eines Kindes durch allzu forsche medizinische Diagnostik die Selbstheilungsmöglichkeiten eher einschränkt als verbessert. Kinder wollen geliebt werden, wie sie sind – insofern können sie eine Fokussierung auf (angebliche) Körperprobleme negativ (als Ablehnung) interpretieren. Bei zahlreichen orthopädischen Operationen, bei denen zur „Optimierung des Menschen" Körperteile aus ihrer natürlichen Position verlagert werden, muss davon ausgegangen werden, dass der Körper sich anschließend häufig nicht mehr perfekt regenerieren und selbst organisieren kann. Das Unterbewusstsein kann widersprüchliche Signalinformationen bekommen und muss selbst herausfinden, wie der neue Zustand des Körpers ist, um sich wieder perfekt neu darauf einzuregulieren. Hierbei sollte nicht vergessen werden, dass es sich um einen Eingriff von außen handelt, der so in der Natur nicht vorkommt und deshalb im körperlichen Reparaturprogramm ursprünglich nicht vorgesehen ist. Zudem hat der Mensch den vorhergehenden Symptomzustand selbst hervorgebracht. Aufgrund der natürlichen, im Regelfall perfekten Selbstorganisation des Körpers ist anzunehmen, dass dies nicht grundlos so geschehen ist.

In diesem Sinne viel unproblematischer sind dagegen operative Eingriffe bei Unfallverletzungen. Hier achtet der Unfallchirurg normalerweise darauf, die Gewebe wieder in die Position zu bringen, in der sie sich kurz vor dem Unfall befunden haben. Insofern „zwingt“ er dem Patienten nicht seinen eigenen Willen auf, an welcher Stelle sich beispielsweise ein Oberschenkelknochen ideal befinden sollte. Der Körper kann mit einer solchen, sinnvollen Operation viel besser umgehen, die manchmal auch lebensnotwendig sein wird. Sein Reparaturprogramm wird anschließend weitgehend normal arbeiten können. In vielen dieser Fälle wird es dennoch ratsam sein, eingebaute Metallteile nach der Heilung wieder zu entfernen, da diese Fremdkörper darstellen.

Körperbalance und daraus entstehende chronische Schmerzzustände

Zur Aufrechterhaltung der Gesundheit müssen sich alle Prozesse im Körper in einer Balance befinden. Dieses Gleichgewicht ist auch im Bereich der Muskulatur extrem wichtig. Wie sich eine muskuläre Beinlängenverkürzung auf das Gleichgewicht auswirkt, zeigt die nachfolgende Graphik.

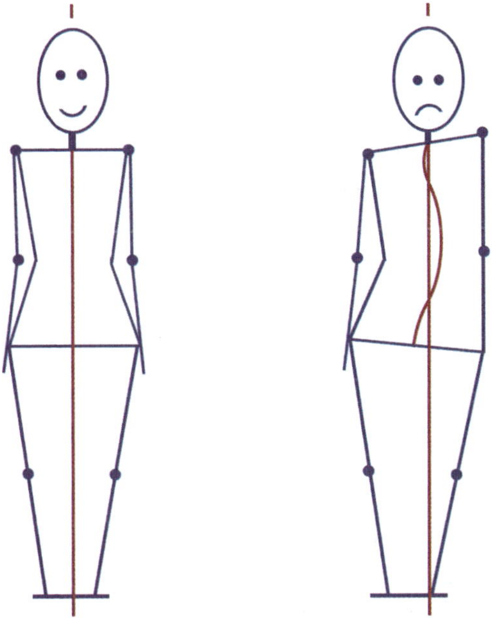

Störung der Körperbalance durch einen Beckenschiefstand

In diesem Beispiel ist es bei der rechten Person zu einer muskulären Verkürzung des linken Beines gekommen. Hierdurch gerät das gesamte Gleichgewicht des Körpers durcheinander. Die graphisch sichtbar gemachte Verkürzung ist Folge einer Muskelanspannung, die hier exemplarisch von einem traumatischen Schock verursacht sein soll. Schmerzen bestehen zunächst nicht.

Da die Steuerzentrale des Körpers (Unterbewusstsein) dem verkürzten Bein nicht mehr vollständig „vertraut", will sie es weitgehend entlasten. Daher wird das Gewicht des Oberkörpers zur rechten, gesunden Seite hin verlagert. Je nachdem, wie lange der Zustand andauert, kann die gesunde Seite nun permanent im Bereich der Muskulatur und den Gelenken überlastet werden. Aufgrund der vielleicht länger andauernden Kompensation passen sich Muskel- und Knochenstrukturen über die Zeit langsam den neuen Erfordernissen an. Es kommt häufig zu chronifizierten Überlastungs-Schmerzen auf der rechten Seite. Medizinisch wird nun meist diese schmerzhafte rechte Seite zum Ziel einer Therapie. Sinnvoller und zielführender wäre es dagegen, zuerst das Unfalltrauma mit den hiermit verbundenen körperlichen Effekten geeignet aufzuarbeiten. Die Balance würde sich dann automatisch wieder einstellen, und das Problem wäre ursachengerecht adressiert.

Zu den messbaren Veränderungen gehört in diesem Fall auch eine Wirbelsäulenverkrümmung (Skoliose). Sie ist die Folge eines muskulären Ungleichgewichtes des Bein-/Beckenbereiches. Um diese Verwringung erfolgreich aufzulösen, muss die Verkürzung des linken Beines zuerst therapiert werden. So wird der Steuerzentrale des Körpers vermittelt, dass diese Seite wieder normal belastet werden darf. Selbst falls sich die linke Seite niemals mit Problemen oder Schmerzen bemerkbar gemacht hat, ist erst mit ihrer Therapie das Gleichgewicht wiederhergestellt. Nun ist die Grundlage für eine vollständige Problemlösung geschaffen. Dies erklärt, warum Schmerzen manchmal auf der anderen Körperseite (Fuß, Knie, Rücken, Schulter, Kopf) auftreten können, obwohl diese Seite ursprünglich von einem Unfall nicht betroffen war. In Fällen, bei denen der Unfall länger zurückliegt, wird eine Therapie deshalb länger dauern. Die insgesamt in Richtung „Schiefheit“ veränderten Muskel- und Knochenstrukturen müssen sich anschließend erst an das wiedererlangte Gleichgewicht anpassen. Am besten lässt sich dies erreichen, wenn der Körper ab dem Zeitpunkt der Beseitigung des Ungleichgewichtes wieder in alle Raumrichtungen intensiv und variantenreich körperlich gefordert wird.

Falls ein derartiger Zustand eines verkürzten Beines therapeutisch durch Einlagen/Absatzerhöhungen ausgeglichen wird, kommt es häufig zu einer kurzfristigen Verbesserung der Beschwerden. Die Problematik ist damit jedoch nicht gelöst, sondern lediglich an eine andere Stelle verlagert worden. Hierdurch kann über Monate und Jahre hinweg eine Vielzahl anderer Beschwerden begünstigt werden. Knochen und Muskeln passen sich dem Zustand an und werden entsprechend so umgebaut, wie es die neue Situation mit Absatzerhöhungen erfordert. Es ist technisch beeindruckend, wenn mittels 3-D Computertechnik ein Haltungsdefizit des Körpers festgestellt und dieses anschließend beispielsweise mit einer Höhenkorrektur der Beinlänge ausgeglichen wird. Doch damit ist die Ursache nicht behoben, sondern lediglich das Symptom (beispielsweise Beckenschiefstand) behandelt. Es ist ein unnatürlicher Eingriff, der es dem Körper erschwert, optimal zu laufen und sich flexibel seinem Untergrund anzupassen. Sinnvoller ist es, die wirkliche Ursache der Verkürzung zu beheben und auf diese Maßnahmen zu verzichten. Einlagen lassen den Fuß zudem „fauler“ werden. Da die Fußmuskulatur durch das ständige Tragen von Schuhen (in denen die Zehen keine Arbeit mehr leisten) grundsätzlich stark zu Funktionsdefiziten neigt, wird so das Gegenteil eines wünschenswerten Effektes erreicht.

In der Praxis ist dieser Vorgang der Körperbalance weitaus komplexer als hier dargestellt. Oftmals sind Rotationen des Hüftbeins und der Wirbelsäule dynamisch mit einzubeziehen. Da ein Mensch sich permanent bewegt, können einfache statische Modelle eines Körpergleichgewichts die Wirklichkeit nicht abbilden. Die komplexen Bewegungsbahnen des Körpers, bei der abwechselnd unterschiedliche Muskelfasern jeweils Teilaufgaben übernehmen, können derzeit sogar mit biomechanischen Computermodellen der Sportwissenschaft nicht genau genug beschrieben werden. Man greift hier auf Vereinfachungen zurück, wie die Annahme runder Gelenke, die so in Wirklichkeit nicht vorhanden sind. Zudem wird vor allem die Bewegung der Knochen simuliert. Es wird deshalb noch viel Forschung nötig sein, um derartige sportmedizinische Fehlberechnungen zu beheben. Hierbei wäre es wünschenswert, wenn die Bedeutung einzelner Muskelfaserbündel mit ihren jeweiligen dynamischen Bewegungsbahnen einbezogen werden würde. So ist auch erklärbar, warum das bisherige Konzept des Rückenschule-Trainings, an dem acht Millionen Menschen teilgenommen haben, keine nachweisbaren gesundheitlichen Erfolge gebracht hat. So gab es am Ende vieler Jahre in der Trainingsgruppe der Rückenschule mehr Krankheitsfälle und Probleme als in der Gruppe, welche die Rückenschule nicht praktiziert hatte. Hier standen die Vermeidung bestimmter Bewegungen und die Schonung des Rückens im Alltag im Vordergrund. Kein Wunder, warum die Beteiligten muskulär tendenziell schlechter als besser wurden. Auch die in den letzten Jahren neu entwickelten Sportprogramme zur Prävention setzen zu stark auf Kräftigung, anstatt die Beweglichkeit in den Vordergrund zu rücken. Heute findet sich eine neuer Name für ein letztlich immer noch weitgehend altes Konzept: „Neue Rückenschule“. Da das Übungskonzept im Wesentlichen gleich bleibt (Stichworte Vermeidung und Kräftigung) werden aus meiner Sicht auch hier die wirklichen Therapieerfolge im Zeitablauf nicht im gewünschten Ausmaß stattfinden. Es fehlt hier an einem Übungskonzept, das spezifisch die Beweglichkeit wieder herstellt.

Das oben gezeigte, sehr vereinfachte Modell eines Beckenschiefstands soll auf simple Weise das Grundprinzip muskulärer Kompensationsmechanismen verdeutlichen. Diese sind in der Praxis nicht auf links/rechts beschränkt, sondern müssen sinngemäß auch auf vorwärts / rückwärts und spiralförmige Drehbewegungen übertragen werden.

Die Füße als tragendes Fundament des Körpers

Vielfältige Schmerzprobleme und Arthrose haben ihre Ursache im Bereich der Füße. So dürfte den meisten Erwachsenen bereits aufgefallen sein, dass ihre Fußsohle im Laufe der Jahre beim Barfußgehen auf Kieselsteinen immer druckempfindlicher wurde. Verkrampfungen und Kältegefühl sind ebenfalls häufig. Der Fuß besteht aus rund 30 Knochen, die von einer noch größeren Anzahl von Muskeln in drei Raumrichtungen bewegt werden können. Anatomisch ist dies eine sehr viel höhere Komplexität als in anderen Körperbereichen der Beine, was auf die Schlüsselfunktion der Füße in der Bewegungskoordination schließen lässt.

Die Ursache für Fußprobleme liegt häufig in einer muskulären Funktionsstörung, die durch das heutige Schuhwerk und ebene Böden stark begünstigt wird. Einlagen führen ebenfalls zu Einschränkungen, da sie die Muskulatur auf längere Sicht schwächen, obwohl sie kurzfristig vielleicht sogar Linderung verschaffen. Aus der Erfahrung heraus führt dies sogar zu noch größeren Störungen einige Zeit später. Deshalb lehnen die Therapeuten, die nach dem Konzept der Biokinematik behandeln, Einlagen grundsätzlich ab und trainieren stattdessen besser die Muskeln der Füße wieder funktionsgerecht um. Geht man von der richtigen Vorstellung aus, dass Längs- und Quergewölbe des Fußes durch die Muskulatur sich flexibel der Bodenbeschaffenheit anpassen und bei jeder Schrittstellung unterschiedlich sein müssen, macht eine quasi fixierende Einlage überhaupt keinen Sinn. Sie wird bei der Herstellung statisch – meist in einer Standstellung – an den Fuß angepasst und passt beim Gehen daher letztlich nur in einem kurzen Moment zum eigentlich laufgerechten Fußgewölbe. Hierdurch wird der Fuß, der anatomisch die Beweglichkeit der Hand haben könnte, noch mehr in Fehlfunktion getrieben. Diese Sichtweise gilt bis auf extrem wenige

Ausnahmen auch für Beinlängenausgleiche oder seitliche Erhöhungen (z.B. Supinations- / Pronationsstützen).

Seine Füße wieder funktionsgerecht zu benutzen, bedeutet zudem eine Gangschulung, d.h. ein Gehen, wie es von der Evolution her bio-logisch vorgesehen ist. Von der Natur her sind die meisten Säugetiere, aber auch die Menschen, Vorfußläufer. Dies macht Sinn, denn der vordere Teil des Fußes ist weich / beweglich und kann sich so dem Untergrund hervorragend anpassen. Der hintere Teil des Fußes, die Ferse, ist dagegen mehr oder weniger ein Knochen, der hart auf dem Boden aufkommt. Deshalb ist auch das immer wieder gelehrte „Abrollen" des Fußes in der Orthopädielehre genau der Gegensatz von dem, was der Fuß von seinen Eigenschaften her machen sollte – quasi „Mit der Ferse bzw. mit dem Absatz eines Schuhs den Schritt beginnen", wodurch die Muskeln der Beine vollkommen falsch belastet werden. Dies kostet mehr Kraft, verzichtet fast vollständig auf die naturgegeben ausgeprägte Zehenmuskulatur und führt daher auf Dauer zu muskulären Einschränkungen / Schmerzen.

Hinzu kommt, dass früher, als wir noch weitgchend barfuß liefen, der Fuß eine große Beweglichkeit/Flexibilität hatte und man sich auf unebenen, variantenreichen Untergründen bewegte. Heute stellt man fest, dass die meisten Füße starr und unbeweglich geworden sind, während die Untergründe meist eben sind. Um dieses Problem zu lösen, insbesondere beim Laufsport, setzt die Schuhindustrie Schaumstoffe ein, um den Gang zu dämpfen.

Physikalisch betrachtet ist dies natürlich kompletter Unsinn, da man durch die Dämpfung Energie verliert. Doch viele Läufer können gar nicht anders, als mit Einlagen und Dämpfung zu laufen, weil sie sonst schnell Waden- oder Fußprobleme (auch Fersensporn) bekommen. Der Fuß ist dann zu starr geworden und hat hierdurch seine naturgegebene Dämpfung verloren, die über die Schuhe nun kompensiert wird. Das Ganze geht oft noch längere Zeit gut, bis das System komplett zusammenbricht, in vielen Fällen der Laufsport nicht mehr ausgeübt werden kann und erste arthrotische Veränderungen sichtbar werden.

Dies alles ist vermeidbar. Hierfür sollte der Fuß wieder beweglich umtrainiert werden. Die Therapie kann durchaus einige Wochen bis Monate in Anspruch nehmen, lohnt sich aber. Gleichzeitig muss auch das Laufen – so oft wie möglich – wieder dem natürlichen Laufstil angepasst werden. Das bedeutet, dass der Vorfuß zuerst aufkommt und die Zehen aktiviert werden, um sich nach dem Schritt mit den vorgespannten Zehen abzustoßen. Die Ferse bleibt hierbei passiv und berührt als letztes den Boden. Es versteht sich von selbst, dass ein solcher Gang bei allen Schuhen mit Absätzen (dazu gehören auch Herrenschuhe) nicht möglich ist, da durch den Absatz immer die Ferse zuerst aufkommt. Dies führt nachfolgend über Jahre nicht funktionsgerechter Belastung zur schleichenden Einsteifung und Verkrampfung des Fußes / Beines. Läuft man barfuß rückwärts oder mit geschlossenen Augen auf unbekanntem Terrain, entdeckt man seinen angeborenen Vorfuß-/Ballengang sofort wieder. Gleichzeitig wird bewusst, dass der Fuß sich extrem gut vortasten kann und man bei diesem Gang das Bein auch jederzeit bei einem Hindernis zurückziehen könnte. Bei einem Fersengang würde man dagegen sehr leicht in etwas hineintreten. Gleichzeitig wird der Gang weicher und man spürt die Stöße nicht mehr länger bis in das Gehirn schlagen. Mögliche Haus-Untermieter dürften sich über diese Art des Gehens auch sehr freuen. Insofern ist empfehlenswert, möglichst oft barfuß (oder mit Socken) über den Vorfuß zu laufen. Vor allem im Sommer lohnt auch das regelmäßige Laufen über abgerundete Kieselsteine in Seen oder Flüssen, um die Fußsohle hierdurch aktiv zu entkrampfen.

Die nachfolgende Abbildung zeigt vereinfacht, wie sehr die Körperposition durch Schuhe mit Absätzen verändert wird. Was für modebewusste Frauen optisch eine schöne Wade macht, kann nach vielen Jahren zu großen muskulären Störungen führen, von denen der sogenannte Hallux Valgus (nach innen zeigender Großzeh mit Gelenkverdickung) noch die kleinste Folge ist.

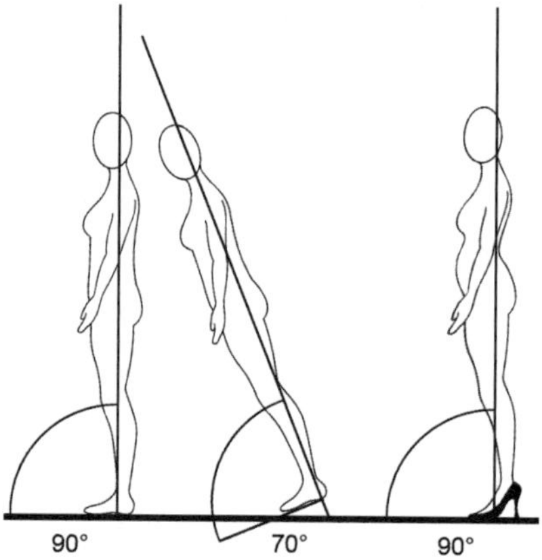

Auswirkungen von Absätzen auf den Körperschwerpunkt
(u.a. Hervortreten von Hohlkreuz, Bauch- und Gesäß)

Wozu ein funktionsgerechter Fuß in der Lage ist, zeigte der Athlet Abebe Bikila 1960 in Rom bei einem Marathonlauf, den er in 2:15 Minuten BARFUSS gewann.

Mittlerweile gibt es leider zahlreiche Schuhe[1], die als Werbebotschaft auf einem Massai-Barfuß-Konzept beruhen sollen. Was der hierbei in der Sohle viele zentimeterhoch eingesetzte Schaumgummi am Ende mit barfuß zu tun haben sollen, erschließt sich meiner Logik nicht. Stattdessen musste ich schon häufiger Menschen helfen, die nach der Umstellung auf derartige Schuhe ganz erhebliche Fußprobleme bekamen, und die manchmal auch nur schwer in den Griff zu bekommen waren. Das Geld für diese teuren Schuhe (oder billigere Nachahmer Produkte) kann man sich aus meiner

1 https://de.wikipedia.org/wiki/Masai_Barefoot_Technology

Sicht gut sparen, auch wenn selbst Therapeuten (z.B. in Reha Einrichtungen) dank eines genialen Marketings damit umher „humpelten“. Die Folgen, auch bezüglich der Spiraldynamik und Rotation im Knie- und Hüftgelenk werden in einigen Jahren sichtbar werden, wenn die Arthrose nicht zuletzt hierdurch noch weiter gefördert wird. Aus einer Studie, die 2013 im medizinischen Fachjournal „Spine“[2] erschienen ist, wird zitiert: „Die Hersteller von Schuhen mit Abrollsohle versprechen den Käufern, dass ihre Produkte die Rückenschmerzen verringern…die instabile und gewölbte Sohle soll ein schlechtes Gleichgewicht ebenso ausgleichen wie schwache Muskeln oder eine schlechte Körperhaltung. Dafür gibt es jedoch keinen Beleg.“ Glücklicherweise ging die Firma quasi zeitgleich mit dem Erscheinen der Studie in Konkurs. Dennoch kommen auch heute noch derartige schlechte Schuhkonzepte immer mal wieder in den Handel.

Ein aus meiner Sicht viel besseres Schuhkonzept gibt es mittlerweile von zahlreichen Herstellern als „echte“ Barfußschuhe. Diese Schuhe zeichnen sich durch eine hohe Flexibilität des Materials aus, so dass der Fuß sich frei bewegen kann. Darüber hinaus ist ein Fußbett oder Absatz meist kaum vorhanden. Es lohnt sich, verschiedene Modelle auszuprobieren, um den individuell am besten passenden Schuh zu finden. Gewöhnen Sie Ihre Füße aber bitte vorsichtig und langsam an diese „Trainingsgeräte“, da das Gehen ohne Absätze und fester Sohle erst eingeübt werden muss.

Der Fuß ist das tragende Fundament des Menschen und weil jede Bewegung des Körpers zum Gleichgewichthalten in der Fußsohle gegenreguliert werden muss, sind die Muskeln im Fuß von besonderer Bedeutung und sollten gepflegt werden. Ihre Gesundheit wird es Ihnen danken.

2 MacRae, Catharine Siân PhD*; Lewis, Jeremy S. PhD et al, „Effectiveness of Rocker Sole Shoes in the Management of Chronic Low Back Pain: A Randomized Clinical Trial“, veröffentlicht in Spine, 15.10.2013 – Volume 38

Die genauen Prozesse im Detail zu kennen, ist für den Patienten nicht unbedingt erforderlich. Denn normalerweise weiß der Körper selbst genau am besten, wie er Bewegungen am effizientesten durchführt. Als Grundregel gilt: Erst wenn es zu Einschränkungen im größeren Ausmaß kommt, beginnen Probleme und Schmerzen im Alltag. Vorher ändert der Körper beziehungsweise seine Steuerzentrale einfach selbständig die Bewegungsmuster etwas ab und greift auf noch normal funktionierende Muskelfasern zurück. Sofern diese Veränderung einem Betroffenen bewusst wird, sollte er gezielt daran arbeiten oder dies frühzeitig therapeutisch angehen, um größere Beschwerden vorab zu verhindern. Der gesunde Mensch spürt seine Muskeln in Alltagsbewegungen selbstverständlich nicht. Insofern sollte er im Sinne einer Prophylaxe seine Beweglichkeit im Vorfeld dauerhaft aufrechterhalten. Dies ist von großem Nutzwert bei der Vermeidung zahlreicher Beschwerdebilder. Die Muskelkraft kommt durch diese regelmäßige Körperbewegung in ausreichendem Maße von alleine.

Chronische Schmerzgeschehen sind auch nicht – wie sogar in wissenschaftlichen Medien postuliert – auf die angeblichen Unzulänglichkeiten des aufrechten Ganges zurückzuführen. Der aufrechte Gang ist die energie-effizienteste Fortbewegung auf dem Boden und bietet Vorteile wie „Arme frei zur Verteidigung zu haben“ und die Brustkorbbewegung (Atmung) muskulär von der Fortbewegung entkoppeln zu können. Vierbeinige Tiere sind bei Extrembelastung meist äusserst kurzatmig und limitieren hierdurch ihre Ausdauerleistung stark.

Nichts ist mächtiger als eine Idee,
deren Zeit gekommen ist.

Victor Hugo

Körperliches Training

Die sehr positiven Effekte von Sport auf den allgemeinen Gesundheitszustand werden immer mehr wissenschaftlich belegt. Die Rede ist hier weniger von Kraftsport oder sportlichen Höchstleistungen, sondern von gemäßigtem und regelmäßigem Ausdauertraining.

So wurde beispielsweise bewiesen, dass bereits wenige Stunden pro Woche einer Sportart wie Wandern oder Radfahren messbar positive Gesundheitseffekte hervorbringen. Erst kürzlich ist festgestellt worden, dass abhängig von der Sportart das Herz bereits binnen 90 Tagen messbar umtrainiert wird. Bei Krafttraining wird der Herzmuskel eher verdickt, was sich im Alter kardiologisch oft eher negativ auswirkt, während ein regelmäßiges Ausdauertraining dagegen die linke und rechte Herzkammer vergrößert. Hierdurch muss das Herz weniger oft schlagen, um die gleiche Blutmenge zu transportieren und wird deshalb weniger überfordert.

Bei Herz-Kreislauf-Erkrankungen und Diabetes (Typ II) sind die Wirkungen sportlicher Betätigung oftmals größer als der Nutzen einer (isolierten) Medikamentengabe. Moderater, aber doch regelmäßiger Sport scheint viele dieser Erkrankungen wirksam zu vermeiden. Einige Ärzte gehen deshalb mehr und mehr dazu über, zuerst sportliche Betätigung zu verordnen, bevor Medikamente eingesetzt werden. Ein sicherlich sehr sinnvoller Ansatz, zumal leichtere, sportliche Betätigung nicht mit negativen Nebenwirkungen verbunden ist. Ausnahmen bestehen nur bei einigen, schweren Erkrankungen. Gerade bei älteren Menschen sollten deshalb auch die Familienmitglieder darauf achten, dass regelmäßige Bewegung erfolgt. „Wer rastet, der rostet“ ist ein Sprichwort, welches sich wirklich zu Herzen genommen werden kann. Eine neuere wissenschaftliche Studie konnte Hinweise dafür finden, dass sportliche Betätigung den Alterungsprozess verlangsamt. Hierfür wurden 2400 Zwillinge mit unterschiedlich starken sportlichen Betätigungen untersucht. Körperlich besonders aktive Studienteilnehmer wiesen im Vergleich zu körperlich eher inaktiven Teilnehmern kürzere Chromosomen-Enden der DNA (Erbsubstanz) auf. Diese gilt als Ausdruck der Zellalterung. Der gemessene Unterschied in der Studie zwischen beiden Gruppen (aktiv/inaktiv) betrug bis zu 10 Lebensjahre.[3]

Ganz generell profitiert auch die Psyche von sportlicher Betätigung. So wurde schon vor vielen Jahren festgestellt, dass seelischen Störungen teilweise vorgebeugt werden kann und sich bestehende psychische Erkrankungen wie Depressionen oder Angststörungen vermindern lassen. Aktivität ist uns natürlich angeboren und das dauerhafte „Einrosten“ hat entsprechende Folgen nicht nur auf der körperlichen, sondern auch auf der psychischen Ebene.

Dem Körper gegenüber wird eine Wertschätzung ausgedrückt, wenn er geachtet und sorgsam behandelt wird. Er sollte bei der Sportausübung deshalb – insbesondere im Alter – nicht extrem überlastet werden. Bei Menschen, die keine Leistungssportler sind, sollte grundsätzlich im aeroben Bereich, bei dem der Körper immer noch genügend Sauerstoff bekommt, trainiert werden. Im Alter ist eine Pulsrate von etwa 130 meist günstig, während sportliche aktive und jüngere Menschen sich durchaus kurzfristig höhere Belastungen zutrauen dürfen.

Bei der Sportausübung sollte auf hohe Abwechslung und Variabilität geachtet werden. Natürlichen Bewegungs-

3 Lynn F. Cherkas et al, “The Association between physical activity in leisure time and leukozyte telomere length”, veröffentlicht in Archives of Internal Medicine, 2008; 168(2):154-158

mustern sollte der Vorzug gegeben werden und dauerhaft wird auch nur das regelmäßig ausgeübt werden, was Spaß macht. Die positive Botschaft ist, dass es vergleichsweise geringe, aber regelmäßige Anstrengung ist, die insbesondere für das Kreislauf- und Stoffwechselsystem den größten Nutzwert hat. So kann beispielsweise Wandern und Radfahren abgewechselt werden, während gleichzeitig die Beweglichkeit mit speziellen Übungen erhalten werden sollte, um keine rein muskelbedingten Schmerzen zu begünstigen. So werden auch Arthrosebeschwerden weitgehend vermeidbar oder besonders in den Anfangsstadien wieder rückgängig zu machen sein. „Bewegung und Beweglichkeit als Ziel“ könnte es in Kurzform beschrieben werden. Die Kraft und der Muskelaufbau kommen dann von ganz alleine oder bleiben im ausreichendem Maß erhalten. Gelegentlich barfuß zu laufen ist sinnvoll, um die Fußmuskulatur wieder variantenreich zu belasten und beweglich werden zu lassen. Die meisten Menschen können im Alter kaum noch auf abgerundeten Kieselsteinen barfuß laufen. Kinder können dies noch mit Leichtigkeit. Da Fußgröße und Gewicht bei kleinen wie großen Menschen in einem Gleichgewicht stehen, ist der dann auftretende Schmerz grundsätzlich nicht durch ein höheres Körpergewicht bedingt, sondern durch die zunehmende Unbeweglichkeit und Verspannung der kleinen Fußmuskeln verursacht. Mit ein wenig Geduld lässt sich dies in wenigen Wochen so umtrainieren, dass auch im Alter das barfuß gehen auf verschiedensten Untergründen nicht mehr als extrem druckschmerzhaft empfunden wird. Es gibt zahlreiche Menschen, die sich alleine hierdurch ihre Fuß-, Waden-, Knie- oder Rückenprobleme erfolgreich selbst wegtherapiert haben. Als nützliche Hilfe erweisen sich im Sommer auch die an vielen Orten verfügbaren „Barfußparks“.

Fitnesstraining mit technischen Hilfsmitteln

In einem vorherigen Kapitel habe ich den Zusammenhang zwischen Beweglichkeit der Muskulatur und chronischen Schmerzen bereits dargestellt. In diesem Sinne sollte grundsätzliches Ziel eines Fitnesstrainings sein, durch exzessive oder einseitige Sportarten diese Art der Schmerzursache nicht noch zusätzlich zu begünstigen. Nach meinem Verständnis besteht dieses Risiko häufig, falls zu intensives Gerätetraining ausgeübt wird.

Fitnessgeräte zwingen den Körper oftmals in unnatürliche, kreisartige und einseitige Bewegungsbahnen, die im Körper natürlicherweise nicht vorkommen. Zudem nutzen sie in der Regel nicht den maximalen Beweglichkeitsumfang des Körpers (Range-of-Motion). So werden jeweils nur einzelne Muskelfasern trainiert, andere dagegen vernachlässigt. So kann es bei zu intensivem Training zu Ungleichgewichten kommen, die das harmonische Zusammenspiel der Muskeln und die muskuläre Führung eines Gelenkes stark beeinträchtigen können.

Über Jahre hinweg bestehen meist keinerlei Beschwerden, doch ein Unfall oder eine bestimmte Bewegung kann dann die bereits vorhandenen Störungen als Schmerzproblem offen hervortreten lassen. Die Behandlung ist dann häufig eher kompliziert, da die durch exzessives Aufbautraining verhärtete und verkürzte Muskulatur keinen therapeutischen Zugriff auf tieferliegende Muskelschichten mehr zulässt. Dies erschwert die Therapie in der Praxis. Beispielsweise, falls die Bauchmuskulatur hart wie „Stahl“ ist und darunter liegende, an der Wirbelsäule ansetzende Muskeln, mit einer gezielten Druckpunkttherapie nicht mehr erreicht werden können. In einem solchen schwierigen Fall helfen dann letztlich die bereits erwähnten speziellen biokinematischen Beweglichkeitsübungen, mit denen auch tiefere muskuläre Schichten erreicht werden – allerdings sind diese im Falle einer großen

Funktionsstörung meist schmerzhaft und müssen über längere Zeit regelmäßig korrekt ausgeführt werden.

Zudem werden durch die meisten Fitnessgeräte häufig nur einzelne Muskelgruppen durch alltagsfremde Abstützungen ganz gezielt trainiert. Im Körper dagegen erfolgt eine natürliche Bewegung jedoch immer über eine Verkettung verschiedenster Muskeln vom Kopf bis zum Fuß. Die Maximalkraft wird jeweils durch das schwächste Glied in der Kette bestimmt, welches meistens im Hals oder im Fußbereich zu suchen ist; an Orten, wo ein Gerätetraining in der Regel nicht zielgerichtet ansetzt. So macht es im Alltag einen großen Unterschied, bei welcher Hals- oder Fußstellung eine bestimmte Bewegung durchgeführt wird. Die umsetzbare Kraft wird dabei immer variieren. Aus diesem Grund wird beispielsweise ein isoliertes Trainieren der Oberschenkelmuskulatur eher die Beckenbeweglichkeit einschränken, als langfristig umsetzbar positive Effekte im Alltag mit sich zu bringen. Mit positiv ist hierbei gemeint, dass eine Muskelkette dauerhaft belastbar und beweglich in alle Raumrichtungen sein sollte. Dies ist beispielsweise im Beckenbereich wichtig, um langfristig Hüftgelenksprobleme zu vermeiden. Geben Sie sich bitte nicht der Illusion der Werbung hin, dass derartigen Problemen alleine durch Pillen entgegengewirkt werden könnte.

Weiterhin neigen Menschen dazu, sich beim Muskeltraining jeweils nur den stärksten Muskel bewusst zu machen. Beispielsweise den Bizeps-Muskel im Oberarm, obwohl viele andere Muskeln von der Brust bis in die Hand bei einem Bizeps-Training involviert sind. Da die starke Konzentration des Trainierenden auf den Bizeps- Muskel dessen Muskelwachstum gezielt anregt, wird der bereits stärkste Muskel noch weiter – und damit oft unnötig – auftrainiert. Hierdurch können immer stärkere Ungleichgewichte und muskuläre Verkürzungen in die Muskelketten hinein trainiert werden. Im Körper gibt es über 600 Muskeln mit einer Vielzahl einzelner Muskelfaserbündel. Diese effektiv zu trainieren kann nur mit natürlichen Bewegungsmustern erfolgen, die sehr variantenreich sind. Jede einzelne Muskelfaser steht hierbei jeweils für eine geometrisch genau definierte Bewegungsbahn. In aller Regel wird der normale Alltag und variantenreiche Sportausübung die Muskelfasern ausreichend trainieren. Zusätzliches, intensives Krafttraining ist nicht unbedingt erforderlich, da der Körper bei entsprechender Notwendigkeit die Kraft durch Muskelwachstum innerhalb weniger Tage vollkommen automatisch bereitstellt. In Einzelfällen kann ein Kraftraining als Rehabilitationsmaßnahme durchaus sinnvoll sein, wenn beispielsweise im Rahmen einer Ruhigstellung nach einem Unfall wirklich die Muskelkraft in größerem Ausmaß verloren gegangen ist.

Um Funktionsstörungen der Muskulatur effektiv zu verhindern, sollte primär auf die Erhaltung der Beweglichkeit aktiv geachtet werden. Diese geht im Alltag am ehesten über die Jahre hinweg verloren. Es ist in der Praxis meist einfach, einem Patienten die Bereiche seiner Beweglichkeitseinschränkungen zu veranschaulichen.

Im Rahmen eines Krafttrainings kann sehr eindrucksvoll betrachtet werden, wie das Unterbewusstsein gezielt Schmerz und Erschöpfung in der Struktur hervorbringen kann, die an sich am wenigsten (über-)belastet wurde. Das verwundert vielleicht etwas. Denn in der Regel schmerzt am Ende einer Übungsserie der stärkste Muskel, beispielsweise der Bizeps. Auf diese Weise schützt der Körper sich effektiv vor Verletzungen der schwächeren Muskelstrukturen, die dem Menschen während und nach der Übung nicht oder nur wenig bewusst werden. Es wird immer nur der Muskelteil bewusst, auf den die Aufmerksamkeit gerichtet wird. Während der Bewegung sind dies aber vielleicht nur 5% der insgesamt involvierten Muskeln. In den unbewusst gebliebenen Anteilen der Muskulatur stecken allerdings häufig bereits Probleme, die später zu chronischen Schmerzen führen können.

Aus meiner Sicht darf bezweifelt werden, ob der isolierte Aufbau von Muskelmasse generell nutzbringend ist. Der Körper baut Muskeln, die nicht benötigt werden, innerhalb von kurzer Zeit ganz natürlich wieder ab. Er achtet auf seine energetische Effizienz. Da Muskeln viel Energie verbrauchen, erfolgt eine permanente Anpassung der Muskelmasse auf das lediglich benötigte Kraftpotential. Bezogen auf Muskelkraft sollte es deshalb die jeweilige Alltagssituation sein, ob als Bergsteiger oder Büromensch, die das Muskelwachstum anregt. So wird automatisch Muskulatur mit ausreichender Stärke bereitgestellt. Die immer wieder zu beobachtenden verdickten Blutgefäße an der Körperoberfläche von Extrem-Bodybuildern sind die Folge eines zu intensiven Trainings, das zu einer Zirkulationsstörung innerhalb der Muskeln führt. Die Muskelmasse drückt bei Anspannung die Blutgefäße regelrecht ab, so dass der Körper dies über eine zusätzliche oberflächliche Blutversorgung zu kompensieren sucht. Ob dies schön ist, darf jeder Mensch selbst beurteilen. Physiologisch handelt es sich um eine Art Notfallplan und dürfte langfristig nachteilige Effekte für das Kreislaufsystem nach sich ziehen. Es ist daher gesundheitlich sinnvoll, beim Krafttraining nicht zu übertreiben.

Medizinisches Kräftigungstraining (MTT)

Bei Rückenschmerzen wird therapeutisch häufig auf ein gezieltes Muskeltraining gesetzt, welches vor allem die tiefliegende (autochthone) Wirbelsäulenmuskulatur stärken soll. Dieser Behandlungsansatz beruht auf einem Muskelkorsettmodell, wonach eine starke Muskulatur Schmerzen verringern oder beheben kann. Manchmal ist diese Therapie zumindest für eine kurze Zeit erfolgreich. Doch die Konsequenzen sind oft weitreichender. Da ich diese Therapie bei meinem Bandscheibenvorfall im Jahre 2001 intensiv selbst ausprobierte, möchte ich kurz auf die Folgen hinweisen:

Durch das isolierte Auftrainieren der Bauch- und Rückenmuskulatur wird die Beweglichkeit im Beckenbereich (meist noch weiter) eingeschränkt. Da chronischer Schmerz zumeist bewegungsabhängig ist, nimmt dieser oftmals durch die zunehmende muskuläre Zuggurtung ab oder verschwindet vollkommen. Doch damit ist das Problem der Beweglichkeitsdefizite der Muskeln nicht behoben, sondern eher verschlimmert. Während natürliche Beweglichkeit und normaler Muskeltonus den Gelenken und Bandscheiben ausreichend Spielraum lassen, kommt es nun zu Effekten, welche diesen Spielraum immer weiter einschränken. Da dieser die Grundvoraussetzung für das dauerhafte Wohlergehen der Bandscheiben und der Gelenkknorpel ist, sind die langfristigen Konsequenzen häufig negativ. Dies gilt ebenfalls für den Knorpel in den sogenannten Wirbel-Facettengelenken, die häufig in Mitleidenschaft gezogen und regelrecht eingequetscht werden. Es sollte nicht übersehen werden, dass bei Schmerzproblemen häufig Wirbelkörper und Muskelstrukturen verschoben sind. Ein intensives Muskelaufbautraining führt zusätzlich dazu, dass derartige Fehlstellungen regelrecht fest zementiert werden. Es wird anschließend schwieriger, das „Rad wieder zurückzudrehen".

In meinem Fall sind hierdurch die erfolgreiche Muskelfunktionstherapie und meine vollständige Genesung erheblich verzögert worden, da die Wiederherstellung der natürlichen Beweglichkeit durch das vorherige therapeutische Krafttraining erheblich schwieriger geworden war. Ich bin deshalb von der Marketingbehauptung „Ein starker Rücken macht keinen Schmerz" kuriert.

Zahlreiche Menschen lieben Krafttraining und ich möchte nicht pauschal dagegen sprechen. Oftmals entstehen über viele Jahre hinweg keinerlei Beschwerden. Ich empfehle vielmehr, insbesondere bei intensivem Fitnesstraining gleichzeitig auf die Beweglichkeit zu achten und hierfür regelmäßig die geeigneten biokinematischen Körperübungen durchzuführen. Ich habe sie nach der erfolgreichen Gesundung von meinem Bandscheibenvorfall direkt in der Schmerzklinik des Freiburger Arztes Walter Packi erlernt und kann den Nutzen für eine muskuläre Schmerztherapie aus der Praxis voll bestätigen. Viele meiner Patienten haben diese Übungen bereits erlernt und sind so ihre langjährig chronifizierten Schmerzprobleme losgeworden.

Es handelt sich hier im Kern um etwa 20 verschiedene Grundübungen plus verschiedene Varianten, welche die größten Muskelfunktionsstörungen zu vermeiden helfen. Diese Übungen gebe ich u. a. zusammen mit der Ärztin Ilona Kunzelmann in Seminaren weiter. Die Erfahrungen aus der Praxis zeigen, dass dieses Schmerzprophylaxe und Behandlungskonzept qualitativ hochwertig am besten über qualifizierte Biokinematik-Therapeuten persönlich weitergegeben werden kann. Die Sorgfaltspflicht gebietet uns im Rahmen dieses Buches bewusst auf die bildliche Darstellung dieser Übungen zu verzichten. Selbst Übungsvideos können aus unserer Sicht nicht die persönliche Schulung der Körperwahrnehmung ersetzen. Daher sind derartige Schulungsvideos auch den Teilnehmern unserer Seminare vorbehalten. Wir möchten nicht, dass die Qualität des Therapiekonzeptes durch eine ungenaue Weitergabe und Umsetzung dieser Körperübungen leidet, denn dies würde für alle Beteiligten keinen großen Nutzen beinhalten. Die Übungen sind bei konsequenter Anwendung in ihrer Wirkung sehr mächtig. Sie können daher bei unsachgemäßer Anwendung Störungen sogar noch weiter verstärken.

In Kombination mit einer großen Variabilität des sonstigen Sporttrainings kann der Körper von diesem biokinematischen Übungskonzept sehr profitieren. Es braucht an dieser Stelle sicher nicht besonders betont zu werden, dass die Einnahme von Anabolika und Medikamentenmissbrauch den Körper schädigen.

Dehnen/Stretching

Mir ist bewusst, dass ich hier mit einem Dogma breche. Doch intensives Dehnen oder Stretching ist bei der Wiederherstellung der Beweglichkeit der falsche Ansatz. Wie neue sportmedizinische Erkenntnisse auch zeigen, wird dieses Training bestenfalls die aktuelle Beweglichkeit erhalten. Bereits bestehende Einschränkungen lassen sich hiermit jedoch kaum umkehren. Dies hat mir mein eigener Körper gezeigt und die Behandlung vieler Patienten bestätigt dies. Der Körper wird eher weiter verhärten, als lockerer und beweglicher zu werden. Insbesondere Therapeuten und Fitnessspezialisten sollten die bislang angewandten Dehnungskonzepte überdenken und hierzu liefert die Biokinematik wertvolle Erkenntnisse.

Wie es zu muskulären Verkürzungen kommt:

Unter dem Stichwort Verkürzung fasse ich mehrere Phänomene zusammen, welche dic Beweglichkeit sowie die Muskelfunktion einschränken. Manchmal sind emotionale Gründe die Ursache, wie ein Unfallschock, der eine Bewegung bestimmter Muskelfasern verhindert. Der Körper wird diese Muskelfasern tendenziell nicht mehr aktiv verwenden und deshalb auf jeweils benachbarte Fasern ausweichen. Falls es zudem zu einer Überdehnung bestimmter Muskelfasern gekommen ist, sind diese in einer Schutzanspannung des muskulären Bindegewebes und verhärtet. In diesem Zustand sind sie unbeweglich und nicht mehr einsetzbar. Die Bewegungsmuster ändern sich deshalb und werden tendenziell grobmotorischer. Weitere Gründe für Verkürzungen liegen in intensivem Krafttraining. Hierdurch verdickt sich der Muskel in bestimmten Bereichen, während andere Muskelfaserbündel der Umgebung tendenziell untrainiert bleiben. Ähnlich einem aufquellenden Hefeteig, verkürzt sich hierdurch die Gesamtlänge des Muskels. Dies führt zu Funktionsstörungen, und die Führung der Gelenkbewegung kann krankhaft verändert werden. Bei Bodybuildern werden häufig Verkürzungen im Bereich des Bizeps Muskels am Oberarm sichtbar. In der Folge kann oftmals sogar der Unterarm nicht mehr voll durchgestreckt werden. Dieses Funktionsdefizit führt im Gelenk nach gewisser Zeit häufig zu arthrotischen Veränderungen. Hinzu treten oft Schmerzen, die ihre Ursache in der im Bewusstsein wahrgenommenen zunehmenden Bewegungseinschränkung haben. Ihr Ziel ist eine Signalwirkung für den Betroffenen. Leider wird dieses Signal meist fehlinterpretiert. Es kommt so zu falschen Therapieansätzen und manchmal unnötigen Operationen.

Dauerhaft einseitige Belastungen

Hierbei ist in erster Linie die heutzutage verbreitete viel sitzende Tätigkeit angesprochen, bei der Muskeln im Becken und Oberschenkelbereich immer mehr eine statische Halteaufgabe übernehmen müssen. Sie stabilisieren hier die Wirbelsäule gegen das Umkippen des Oberkörpers und werden nicht mehr in ihrer vollen Bewegung gefordert. So verkürzen die Muskeln immer weiter, und der Muskeltonus erhöht sich.

Hierzu ein Hinweis zur Anantomie und Pyhsiologie: Eine Muskelfaser besteht aus passiven, eher unbeweglichen Sehnenanteilen sowie aktiv beweglichen Elementen. Beide Anteile sind in einer Übergangszone regelrecht miteinander verwoben. Für ein möglichst bewegliches Muskelfaserbündel ist deshalb ein hoher Anteil von Sarkomeren erforderlich. Diese stellt der Körper nur dann in ausreichender Anzahl bereit, sofern die Bewegung im Alltag regelmäßig in (weitgehend) vollem Umfang gefordert wird. Anderenfalls kommt es über viele Jahre hinweg zu einem immer größeren Anteil passiver, eher unbeweglicher Anteile innerhalb eines Muskels – er wird regelrecht zäh. Der Körper achtet ständig auf Energieeffizienz und wird deshalb den Anteil beweglicher Elemente, die permanent Energie benötigen, immer weiter reduzieren – falls er nicht laufend in seiner vollen Muskellänge gefordert wird. Man könnte davon sprechen, dass er sich immer weiter in Richtung eines dauerhaften Sitzens und einer Einsteifung kalibriert – falls andere Varianten von Bewegung nicht regelmäßig von ihm verlangt werden.

Idealzustand eines Muskels

Die nachfolgende Graphik zeigt in A) einen über die Zeit durch einseitiges Krafttraining in Richtung Verkürzung umtrainierten Muskel. Der Anteil der unbeweglichen Sehnen ist im Vergleich zu den beweglichen Muskelelementen sehr hoch. Der Gesamtbewegungsspielraum dementsprechend niedrig. Im Gegensatz hierzu zeigt B) den Idealzustand eines Muskels. Er ist aufgrund des geringen Sehnenanteils sehr beweglich und kann deshalb auch in Grenzbereichen noch kraftvoll wirken. Zum besseren Verständnis wird der Sachverhalt im Bild etwas übertrieben dargestellt.

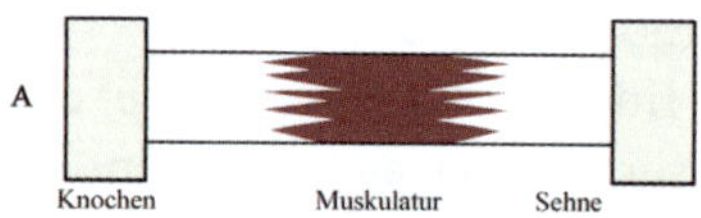

verkürzter, sehniger Muskel

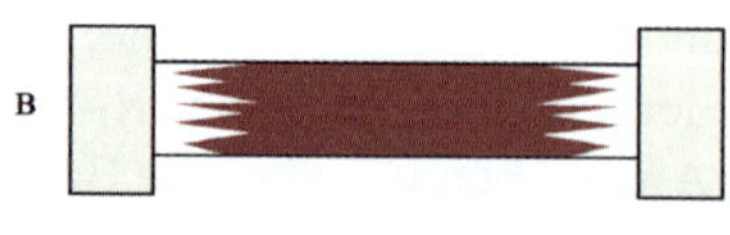

sehr beweglicher Muskel

Der in A) beschriebene Effekt lässt sich mit „normalen“ Dehnungsübungen oftmals kaum rückgängig machen. Entweder muss zuerst ein emotionales Unfalltrauma aufgelöst werden, was sicherlich kaum gewaltsam funktioniert, oder es müssen dem Körper Trainingsreize gegeben werden, die ihn wieder zum Umbau in Richtung mehr bewegliche Elemente stimulieren. Hierdurch wird eine Rückkehr in die naturgegebene Bewegungsfunktion erzielt. Mit energetischen Therapietechniken lässt sich ein Teil dieser Probleme beheben, doch das Umtrainieren der Muskulatur in Richtung mehr Beweglichkeit sollte anschließend dennoch nicht vernachlässigt werden – denn das Wachstum und den Funktionszustand seiner Muskeln bestimmt der Betroffene ausschließlich selbst.

In der Praxis lässt sich ein verkürzter Muskel oft leicht identifizieren. Sofern bestimmte muskuläre Druckpunkte schmerzhaft sind, sollte der therapeutische Weg in Richtung eines Verlängerungstrainings gehen – je früher, umso besser.

Die Druckschmerzhaftigkeit ergibt sich, weil der Muskel eine so hohe Spannung aufweist, dass bereits ein geringer äußerer Druck die bereits angesprochenen Längen-Sensoren (Mechanorezeptoren) so aktiviert, dass diese dem Gehirn/Unterbewusstsein eine Funktionsstörung mitteilen und dies mit einem wahrgenommenen Schmerz als eine Art der „Warnung“ quittiert wird. Dies ist therapeutisch nützlich, da so die jeweiligen gestörten Muskelbereiche in der Behandlung schnell identifiziert werden können.

Warum nützen „normale“ Dehnübungen zur Verbesserung der Beweglichkeit wenig?

Ein Schutzreflex (Muskelspindelreflex) des muskulären Bindegewebes verhindert dies. Er spielt insbesondere bei der Vermeidung von Unfallfolgen oder bei Zerrungen eine

Rolle. Falls an einer Muskelfaser passiv entgegen ihrer eigentlichen Bewegungsrichtung gezogen wird, wie das bei Dehnen oder Stretchen der Fall ist, so wird genau dieser körpereigene Schutzmechanismus früher oder später aktiviert. Dies dient beispielsweise bei einem Unfall dazu, eine zu weitläufige Bewegung des entsprechenden Körperteils zu verhindern. Mittels einer dann blitzschnell installierten Schutzanspannung des muskulären Bindegewebes wird größerer Schaden abgewendet. Die durch eine derartige Aktion veränderten Muskel-/Bindegewebsfasern haben eine Stabilität, welche die normale Muskelkraft um ein Vielfaches übersteigt. Es ist immer vom Einzelfall abhängig, aber dieser Schutzreflex kann ebenfalls bei überzogenem Dehnen oder Stretchen einsetzen. Sofern bereits Schmerzprobleme oder Funktionseinschränkungen bestehen, wird es wahrscheinlicher, dass ein zu intensives Stretchen oder Dehnen die Problematik eher noch weiter verstärkt. Es sollte deshalb keinesfalls „mit Gewalt" eine Dehnung erzwungen werden. Diese Aspekte werden bei den meisten Dehntechniken der Sportwissenschaft derzeit noch nicht berücksichtigt. Hierin dürfte eine Ursache liegen, warum zahlreiche Sportler unter chronischen Schmerzproblemen leiden. Für Top-Athleten kann das mangelhafte Therapieverständnis bezüglich muskulärer Funktionsstörungen das Karriereende bedeuten. Viele Patienten berichteten mir in den letzten Jahren auch immer wieder davon, dass therapeutische Dehnungen die Schmerzen häufig verschlimmerten.

Gegen Aufwärmen und ein „Durchbewegen" ist nichts einzuwenden. Doch umso aggressiver und gewaltsamer bei einer passiven Dehnungsbewegung vorgegangen wird, umso wahrscheinlicher wird es, anschließend noch weniger beweglich zu sein als vorher. Mit passiv ist hier bildhaft gemeint, an einem Arm zu ziehen, um dessen Verlängerung zu erreichen. Hiermit wird die Grundlage für größere muskuläre Probleme zu einem späteren Zeitpunkt geschaffen. Der Zustand kann am ehesten vielleicht als eine Art Muskelüberdehnung beschrieben werden. Es handelt sich jeweils um vergleichsweise wenige Muskelfasern innerhalb eines Muskels, die hiervon betroffen sind. Es trifft diejenigen Anteile, die bei einem entsprechenden Training passiv auseinander gezogen werden und an ihr Bewegungslimit kommen. Sie repräsentieren eine genau definierte Bewegungsbahn und werden in Richtung zusätzlicher beweglicher Elemente stimulieren.

Soll dagegen die Beweglichkeit und Muskelkoordination im Sinne der Biokinematik und einer dauerhaften Strukturveränderung verbessert werden, was bei Schmerzproblemen häufig eine zielführende Therapie ist, muss die Muskulatur auf ihrer maximalen Länge zum Arbeiten – d. h. in Anstrengung – gebracht werden. Gleichzeitig sollte die gewünschte Veränderung auf der mentalen Ebene visualisiert werden. Dies verstärkt den Effekt erheblich. Es gibt hier eine Reihe spezieller Biokinematik-Körperübungen, die effektiv und in kurzer Zeit diese Störungen der Muskelfunktion wieder auflösen können. Grundprinzip ist hierbei, eine Muskelstruktur endgradig in ihrer maximalen Länge arbeiten zu lassen, ohne dass es während der Ausführung zu einer gleichzeitigen Muskelverkürzung kommt.

Physiologisch ist der gewünschte Erfolg dieses Trainings wie folgt:

Muskeln können als eine Art Teleskopstange angesehen werden, bei denen sich einzelne Elemente zusammenziehen und auseinander schieben können. Beide Bewegungsrichtungen sind mit Energieverbrauch (ATP) verbunden. Die kleinste muskuläre Einheit, in der diese Schiebe- und Zugbewegung stattfindet, wird Sarkomer genannt. Er besteht aus verschiedenen Molekülverbindungen, die im folgenden Bild deutlich werden:

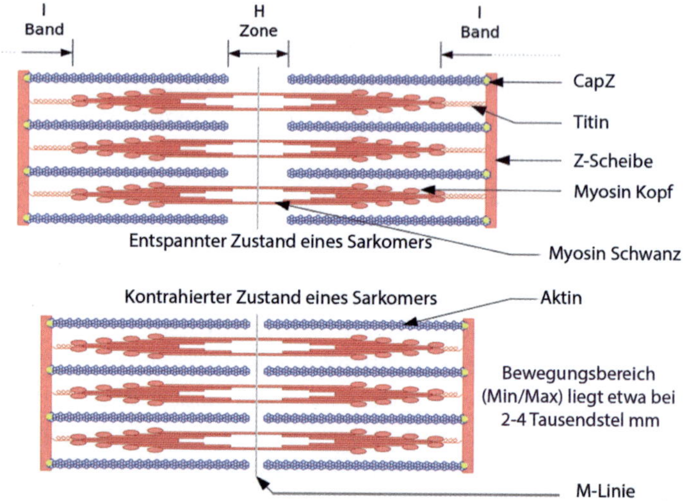

Richfield, David. „Medical gallery of David Richfield 2014³. Wikiversity, Journal of Medicine 1 (2). DOI 10.15347/wjm/2014.009

Einzelne Muskeln umfassen teilweise mehrere Millionen Sarkomere. Jeder Sarkomer hat einen Bewegungshub zwischen 1,7 und 4,2 Tausendstel Millimeter. Der Umbau in Richtung einer beweglicheren Muskulatur erfolgt daher durch den zusätzlichen Einbau neuer Sarkomere in Länge hintereinander. Analog mit einer Kette vergleichbar, bei der neue Kettenglieder eingefügt werden und so die Kettenlänge steigt. Physiologisch wird hierbei auch ein Teil der Sehnen des Muskels wieder in bewegbare Sarkomere verwandelt (Siehe Bild Seite 76).

Im Gegensatz dazu würden bei einem reinen Kräftigungstraining die Sarkomere nicht hintereinander, sondern parallel verlaufend drumherum angeordnet. Der Muskel wird dann dicker.

Primäres Ziel des Biokinematik Trainings ist nie mehr Kraft, sondern mehr Beweglichkeit und Länge. Wichtig ist bei der Durchführung, nicht isoliert einzelne Muskeln zu trainieren, sondern die gesamte Muskelkette – idealerweise vom Kopf bis zum Fuß – mit einzubeziehen. Obwohl diese Biokinematik Übungen leicht erlernbar und nutzbringend sind, sind sie in der Öffentlichkeit bislang noch immer weitgehend unbekannt. Sie unterscheiden sich stark von den bisherigen krankengymnastischen Übungen der Physiotherapie, haben nichts mit „Dehnen" gemeinsam und sind von der körperlichen Anstrengung sehr intensiv. Mit ihrer Hilfe lassen sich jedoch rein muskelbedingte Schmerzzustände meist dauerhaft vermeiden. Wünschenswert wäre, dass diese Übungen zukünftig bereits in der Schule gelehrt werden. Ihr prophylaktischer Nutzen ist unübersehbar.

Yoga kann ebenfalls ein guter Weg sein. Doch richtig durchgeführt ist es ein Weg, der über die innere Harmonie und Balance eine zunehmende Beweglichkeit des Körpers erreicht. Der Körper ist hier mehr der Spiegel des Inneren und das Geistig-Mentale steht im Vordergrund. Damit kann der Körper ebenfalls effektiv umtrainiert werden, da dieser letztlich ein Spiegelbild der inneren Gedanken ist. Doch in der westlichen Welt werden die Übungen des Yoga manchmal im Sinne von Dehnübungen missverstanden. Dann wird vereinzelt (das gilt gewöhnlich stärker für Männer) regelrecht mit „Gewalt" versucht, schnell die gleiche Beweglichkeit zu erzwingen, die der Yogameister sich über Jahre hinweg erworben hat. So kann es bei zu großer „Übereifrigkeit" und dem fehlenden „inneren Weg" zu den oben beschriebenen Effekten einer Überdehnung muskulärer Strukturen kommen. Hierdurch können Spannungen im Körper installiert werden, die anschließend (manchmal mit Verzögerung) zu vielfältigen Schmerzen führen. Mit den hier beschriebenen biokinematischen Übungen kann dieser Effekt bei sorgsamer Ausführung nicht auftreten, da hier lediglich mit dem Belastungsreiz der jeweils umzutrainierenden Muskelkette gearbeitet wird, während gleichzeitig die Gedanken in

Richtung Aktivität und Beweglichkeit gerichtet sind. Die hierbei wirkenden körperlichen Kräfte sind im Allgemeinen sehr gering. Dennoch ermüden selbst Extremsportler in ihren jeweiligen Grenzbereichen der Beweglichkeit je nach Körperbereich innerhalb von Sekunden bis Minuten(!).

Neu in Mode gekommen ist mittlerweile auch das Training mit flexiblen Schwingstangen, welche zurückfedern und so die Muskulatur und deren Koordination fördern sollen. Ich halte deren Einsatz für nicht sinnvoll, denn dieses Zurückschwingen kann ebenfalls den bereits genannten Bindegewebs-Schutzreflex begünstigen. Es kann dann zu lang anhaltenden oder chronischen Schmerzen kommen. Sportler, die den Umgang mit diesem Sportgerät geübt haben, werden hiervon meist nicht betroffen sein. Freizeitsportler, die das Zurückfedern allerdings noch nicht kennen und vielleicht anfangs etwas übertreiben, können dagegen leichter tangiert werden. Vergleichbar ist dies mit einer Art von Zerrung, wenn bei der Holzbearbeitung eine Handsäge plötzlich ins Stocken kommt. Es kommt zu einer automatischen muskulären Reaktion, falls eine Bewegung in eine bestimmte Richtung eingeleitet wird, aber plötzlich durch ein Problem unerwartet eine Kraft in entgegen gesetzter Richtung in den Körper zurückfedert.

Ein weiteres Beispiel für das mögliche Auftreten des Bindegewebs-Schutzreflexs wäre der Golfsport, falls statt des Balls der Boden getroffen wird und hierdurch eine erhebliche kinetische Energie in den Körper zurückgeleitet wird. Hierdurch kann es zu Körperspannungen kommen, die sich spiralförmig bis in den Vorfuß ziehen und der Grund für vielfältige Schmerzprobleme eines Golfspielers sein können.

Muskelkater

Nach intensivem körperlichem Training kommt es zu Muskelkater, der meist 1-2 Tage später einsetzt und wenige Tage andauert. Die Sportmedizin führt diesen Muskelkater – nachdem eine frühere Milchsäurehypothese bereits widerlegt wurde – nun auf Mikroverletzungen im Muskel zurück, die mit Entzündungsprozessen einhergehen. Ich folge dieser Auffassung nicht und erkläre den Muskelkater folgendermaßen:

Je nach Art eines intensiven Muskeltrainings kommt es entweder zu einem kräftigeren Muskel oder zu einer Verlängerung der Muskelfasern. Letzteres ist mit dem Einbau von zusätzlichen, aber beweglichen Elementen (Sarkomere) in Serie und der Umwandlung von Sehnenanteilen in diese beweglichen Elemente verknüpft. Ein Muskelumbau in Richtung Kraft hat dagegen den Einbau von neuen Sarkomeren um die alte Muskelstruktur herum zur Folge. Der Muskel wird hier dicker und verkürzt hierdurch tendenziell.

Grundsätzlich ist festzustellen, dass bei den Körperübungen nach dem Konzept der Biokinematik, die der Verlängerung der Muskulatur dienen, der Muskelkater viel intensiver auftritt. Ähnliches gilt für Bewegungsarten wie dem bergab laufen über längere Strecken, die einem intensiven Anpassungsreiz zur Verlängerung der Muskelfasern entsprechen. Eine Art natürliches Beweglichkeitstraining. Dieser Reiz wird vom Unterbewusstsein registriert, welches anschließend die notwendigen Umbauprozesse in der Muskulatur umsetzt. Um die zusätzlichen Muskelelemente einzubauen, müssen entsprechende Molekülverbindungen im Körper zuerst durchtrennt werden, um neue Moleküle zusätzlich einbauen zu können. Dieser Vorgang sieht unter dem Mikroskop wie eine Verletzung (beispielsweise der sogenannten Z-Scheiben) mit Ödembildung aus, dürfte jedoch vielmehr ein absichtliches und sinnvolles Phänomen sein, welches im Rahmen des Umbaus erforderlich ist. Ist der Umbauprozess abgeschlossen, verschwindet der Muskelkater und das scheinbare Verletzungsbild. Der Betroffene ist je nach Art des Trainingsreizes entweder beweglicher oder stärker geworden.

Ein befreundeter Radiologe bestätigte mir diese Sichtweise und verwies auf Untersuchungen an gesunden Leistungssportlern, bei denen das Gewebe nach einem intensiven Training in MRT Untersuchungen stark gereizt und teilweise mit Ödemen abgebildet wurde. Seine Aussagen zufolge handelte es sich trotz der eher dramatischen Bildgebung um die Darstellung natürlicher Anpassungsprozesse des Körpers, die wenige Tage später nicht mehr nachweisbar waren. Insofern sollte die radiologische Bildgebung auch immer im Hinblick auf Überlastung bei muskelbedingten Störungen von chronischen Schmerzpatienten betrachtet werden.

Muskelkater ist – wie bei allen Schmerzen – ein Bewusstseinsprozess und führt zu einer entsprechenden Schmerzprojektion auf die Umbaustelle. So werden effektiv Überbelastungen während der Umbauphase verhindert. Deshalb schmerzt die Bewegung dieser Muskelgruppen. Da der Umbau in Richtung einer längeren Muskelstruktur größere Anpassungsprozesse erforderlich macht, wird der Muskelkater bei entsprechenden körperlichen Belastungen stärker. Dieses Erklärungsmodell veranschaulicht auch, warum der Muskelkater überhaupt erst viele Stunden nach der körperlichen Belastung auftritt. Es handelt sich nicht um eine Akutverletzung oder Überanstrengung, sondern um einen unterbewusst perfekt gesteuerten Umbauprozess.

Während des Muskelkaters nach Durchführung der beweglichkeitsfördernden biokinematischen Übungen ist erfahrungsgemäß während des Umbaus meist weniger Beweglichkeit vorhanden. Einige Tage später ist die Beweglichkeit umfangreicher als vorher, während gleichzeitig der Muskelkater verschwindet. Eine echte Verlängerung der Muskelfasern hat stattgefunden. Während des Muskelkaters kann weitertrainiert werden – hierdurch werden noch weitere Muskelfaserbündel zum Umbau angeregt.

Biokinematik-Training findet im Grenzbereich der körperlichen Leistungsfähigkeit statt, auch wenn nur geringe Kräfte wirken. Auf diese Weise sind die Umbauprozesse dann am schnellsten und wirkungsvollsten zu erreichen. Es ist allerdings nicht jedermanns Sache, so intensiv zu trainieren. Sofern die Funktionseinschränkungen der Muskulatur bereits sehr groß sind, führt jedoch kaum ein Weg daran vorbei, mit entsprechender Übungsintensität den Körper wieder selbst in Ordnung zu bringen. Dies kann im Einzelfall bei chronifizierten Beschwerden die Notwendigkeit eines gezielten Muskelfunktionstrainings über Wochen und Monate hinweg bedeuten. Hier zeigt jahrzehntelange positive Erfahrung, dass die Übungen der Biokinematik sehr wirkungsvoll und schnell die Arbeitsfähigkeit der Muskulatur (= Kraft x Weg) verbessern. So entstand ein Behandlungs- und Fitnessprogramm, dass den derzeit noch empfohlenen Übungskonzepten der konventionellen Sportmedizin beweisbar weit überlegen ist.

Empfehlungen

Um bei der Betonung muskulärer Verkürzungen durch einseitige Belastungen nicht falsch verstanden zu werden: Den Körper fit zu halten und Sport auszuüben ist sehr sinnvoll. Auch der (gemäßigte) Besuch eines Fitnessclubs macht durchaus Sinn. Die positiven Effekte für Herz- und Kreislauf sind wissenschaftlich gut belegt. Einzelne Sportarten und extrem einseitige Fitneßaktivitäten sollten jedoch mit gesundem Menschenverstand vom jeweiligen Anwender hinterfragt werden. So hat beispielsweise Nordic Walking die gesundheitsfördernden Aspekte eines regelmäßigen Ausdauertrainings. Doch der Sinn der Stöcke kann in Zweifel gezogen werden. Diese haben einige hundert Gramm Gewicht und müssen laufend hochgezogen werden, damit sie nicht andauernd am Boden schleifen. Die damit einhergehende Dauerbelastung auf die Hals-Muskulatur, die bei vielen Menschen sowieso bereits in der Funktion gestört ist, verbessert deren Zustand sicher nicht. Es kommt so häufig zu weiteren Verspannungen im Bereich des Nackens.

Wer auf die intensiveren Formen eines Krafttrainings nicht verzichten möchte, sollte bevorzugt zu Freihanteln oder Gummibändern greifen. Hier können sich die Gliedmaßen zumindest weitgehend frei bewegen. Dies ist erheblich besser, als immerzu fest vorgegebene Bewegungsbahnen in Fitnessmaschinen einseitig zu trainieren – hierbei werden leider immer nur bestimmte Muskelanteile angesprochen. Die Binnenstruktur des Muskels kann sich so ungünstig verändern, auch wenn die negativen Folgen oft Jahre auf sich warten lassen.

Glücklicherweise verbreiten sich aktuell in vielen Fitnessclubs neue Konzepte zur Förderung der Beweglichkeit, bei denen nicht mehr passiv gedehnt wird. Sie haben ihren Ursprung in Biokinematik Erkenntnissen und streben sehr viel zielführender ein aktives Muskellängentraining an. Hier steht und fällt der Erfolg mit der Qualität der Betreuung und der richtigen Umsetzung geeigneter Übungen. Eine Therapie bereits bestehender Schmerzprobleme bedarf jedoch meist der Begleitung durch medizinisch entsprechend qualifizierte Ärzte, Heilpraktiker oder Physiotherapeuten.

Grundsätzlich sollte bei allen Trainings und Laufprogrammen immer auf eine große Variabilität geachtet werden – auch Rückwärts-/Seitwärtslaufen und Sprintstrecken sollten mit eingebaut werden. Hierbei sollte der Beweglichkeitsaspekt immer volle Berücksichtigung finden. Das Fitnessziel könnte vielleicht am besten mit „Bewegung und Beweglichkeit" beschrieben werden.

Regelmäßig barfuß zu gehen, sollte vor allem in den Sommermonaten oder im Strandurlaub mit auf dem Programm stehen, um die in den Schuhen doch sehr eingeschränkte Fußmuskulatur wieder beweglicher zu machen und zu aktivieren. Die Bedeutung der Fußmuskulatur auf den gesamten Körper wird zumeist noch sehr unterschätzt. So erscheinen beispielsweise Wattwanderungen am Meer unter einem neuen Licht.

Sofern ein Mensch plötzlich keine Lust mehr auf körperliche Betätigung hat, kann die Frage gestellt werden, ob sich dahinter vielleicht ein emotionales Problem verbirgt. Ein Sturz kann aufgrund eines hierdurch ausgelösten Schocks hervorbringen, dass die betroffene Person keinen Sport mehr ausüben möchte. Die damit verbundene Gefahr für die Zukunft erscheint dem Unterbewusstsein zu groß. Ab und zu wird dies im Alltag überdeutlich in der Form der Körpersprache, die sich über veränderte Bewegungsmuster ausdrückt. In diesen Fällen sollte über eine entsprechende Therapie versucht werden, den immer noch vorhandenen Schock aufzulösen und das Selbstvertrauen bei körperlicher Belastung wiederherzustellen. Über die Jahre wurden mir diese Zusammenhänge in der Praxis stark bewusst, da ich neben der Biokinematik auch emotionale Heilbehandlungen durchführe.

Man sollte die Psyche als Ursache von chronischen Schmerzproblemen aber auch nicht unnötig überbewerten. Viele depressive Verstimmungen entstehen erst, wenn die körperlichen Einschränkungen im Alltag einen Mangel an gesunder Lebensqualität hervorrufen. Deshalb frage ich bei Patienten immer tiefgründig nach dem zeitlichen Zusammenhang von Beschwerden. Oft wird mir berichtet, dass die Psyche sich erst nach den körperlichen Beschwerden verschlechterte. In diesen Fällen richtet sich meine Behandlung dann besonders auf die Wiederherstellung der körperlichen Fitness mittels muskulärer Schmerztherapie (Biokinematik) – die Psyche tritt als Behandlungsaspekt dann erst einmal in den Hintergrund.

Wer stark, gesund und jung bleiben will und seine
Lebenszeit verlängern will,
der sei mäßig in allem, atme reine Luft,
treibe täglich Hautpflege und Körperübung,
halte den Kopf kalt, die Füße warm,
und heile ein kleines Weh
eher durch Fasten als durch Arznei.

Hippokrates

Wissenschaftliche Forschung zur Biokinematik

Über viele Jahre hinweg wurde von Interessierten, aber auch Kritikern der Biokinematik der Wunsch nach wissenschaftlicher Forschung erhoben. Ilona Kunzelmann (Ärztin), die seit Jahren in der Schweiz als Therapeutin der Biokinematik praktiziert, wollte hierzu einen Beitrag leisten. So ergab es sich, dass im Jahr 2018 die Sportwissenschaftlerin Anna Clipet 2018 für ihre Masterarbeit am Karlsruher Institut für Sport und Sportwissenschaft das Thema „Wirksamkeit der Biokinematik in der Therapie von chronischen lumbalen Rückenschmerzen“ wählte und die praktische Arbeit von Frau Kunzelmann an ihren Patienten zur Erforschung der Biokinematik anhand von tatsächlichen Therapieerfahrungen nutzte. Da im Rahmen dieser wissenschaftlichen Arbeit anfangs auch auf die vielen Widersprüche in der Schmerztherapie hingewiesen wurde, zitiere ich aus dem Inhalt:

Einleitung:

Trotz steigender Ausgaben im Bereich Rückengesundheit zählen Rückenschmerzen immer noch zu den häufigsten Beschwerdebildern in den Industrienationen und stellen aufgrund von Arbeitsunfällen und Folgeerkrankungen volkswirtschaftlich eines der größten Gesundheitsprobleme dar (Chenot et al. 2010). Diagnostische Untersuchungen werden immer differenzierter und präziser, die genutzten Therapiemaßnahmen immer vielschichtiger, allen voran (passive) physikalische Therapien, Schmerzbehandlungen mit Opiod-Analgetika, spinale Injektionen sowie Bandscheiben- und Versteifungsoperationen.

Dennoch scheint sich keine Lösung für die Problematik chronischer Rückenschmerzen abzuzeichnen (Deyo et al 2009). Diese derzeit angewandten Behandlungsmaßnahmen zeigen weder kurzfristig noch nachhaltige überzeugende Effekte (Hüppe & Raspe 2005, Chaparro et al 2013, Andrade et al 2013). Auf Patientenseite bedeutet dies ein schwer überschaubares ständig wachsendes Angebot an Behandlungsmaßnahmen, zahlreiche vielversprechende und dann oft doch erfolglose Therapieversuche, widersprüchliche Diagnosen und damit einhergehend eine ziemliche Verunsicherung und teilweise jahre bis jahrzehntelange Leidensgeschichten.

Es herrscht Unklarheit über die Mechanismen, die zur Entwicklung der Schmerzen führen, und die Wirksamkeit vieler Therapiemaßnahmen ist wissenschaftlich nicht gesichert.

In dieser Arbeit soll eine Therapie vorgestellt werden, die chronische Rückenbeschwerden fundamental überdacht hat und aus den Erkenntnissen über Entstehungsmechanismen heraus entwickelt wurde. Diese Behandlungskonzept, das in den letzten Jahren scheinbar erstaunliche Erfolge zu verzeichnen hat, ist unter dem Namen „Biokinematik" bekannt. Bisher existieren allerdings keine Forschungsarbeiten zu Wirkmechanismen und Wirksamkeit dieses Therapieansatzes. In dieser Arbeit werden mögliche Wirkzusammenhänge erläutert. Anhand einer retrospektiven Patientenbefragung soll die biokinematische Behandlung von chronischen lumbalen Rückenschmerzen in Bezug auf ihre Effekte auf die Parameter Schmerzintensität, funktionale Beeinträchtigung, Medikamentenkonsum und Operationsvermeidung hin untersucht werden.

Die vorliegende Arbeit möchte dazu beitragen, dass diese Therapiemethode die ihr gebührende Anerkennung findet und immer mehr Menschen zugänglich wird.

Die komplette Masterarbeit ist unter der Internetseite: www.muskelfunktionstraining.de/master als PDF abrufbar.

Aufbau der Studie zur Biokinematik

Mittels eines Fragenkatalogs wurden die Patienten über die Erfahrungen mit der Biokinematik bezüglich ihrer Rückenschmerzbehandlung (lumbal) retrospektiv befragt. Die (valide) Stichprobe umfasste 62 Teilnehmer nach Abschluss ihrer Behandlung, die vorab mittels Zufallsverfahren in der Praxis von Frau Kunzelmann ausgewählt wurden. Das Alter lag zwischen 17 und 81 Jahren, mit einem Durchschnitt von 55,1 Jahren. Hierbei wurden auch Patienten mit schwereren Diagnosen einbezogen: Über 53 % der Patienten hatten die Diagnose Bandscheibenvorfall und knapp 39 % waren bereits stationär behandelt oder an der Wirbelsäule operiert worden. Viele nannten zu Therapiebeginn neben Schmerzen auch Ausstrahlungen in die Beine (Kribbeln, Taubheit, Schwäche). 21 % gaben seelische Belastungen als mitverursachend an, sahen diese aber nicht als alleinige Ursache. Es handelte sich also um ein eher herausforderndes Patientenklientel, bei dem die bisherigen Behandlungskonzepte der Schulmedizin sehr oft an ihre Grenzen stoßen (Hinweis: Typischerweise werden wissenschaftliche Rückenschmerzstudien mit Patienten gemacht, die keine diesbezüglichen Vorerkrankungen haben und deren Schmerzen als „unspezifisch" eingestuft werden. Bei der Studie zur Biokinematik war das anders und es wurde als Einschlusskriterium „Rückenschmerz im unteren Rücken"genommen).

Die Anzahl der Behandlungen bis zum Abschluss der Therapie betrug im Schnitt 7,1 mit einer Bandbreite von ± 7,04 (= statistische Standardabweichung), die in der Regel jeweils ca. 60 Minuten Therapiezeit umfassten.

Die Therapiewirksamkeit wurde von den Patienten mit den Parametern erfragt, die für sie die größte Bedeutung haben: „Schmerzzustand“ und „funktionaler Beeinträchtigungsgrad im Alltag“ (Bücken, Streck- und Überkopfhaltungen, Dreh- und Seitbewegungen sowie sitzende Haltung). Die subjektive Schmerzintensität konnte hierbei von den Patienten auf einer Skala von 0 bis 100 mm eingetragen werden. Zudem wurde geprüft, ob sich durch die Biokinematik einen Rückenoperation vermeiden lies und ob sich die Einnahme von Schmerzmedikamenten veränderte. Abschließend konnten die Patienten ihr persönliches Werturteil über die Wirksamkeit der Biokinematik abgeben.

Es wurden 3 Zeitpunkte der Bewertung erfragt:

- Beginn der Behandlung bei Frau Kunzelmann(T0)
- Abschluss der Behandlung bei Frau Kunzelmann(T1)
- Zeitpunkt der Beantwortung des Fragebogens(T2)

Der letzte Zeitpunkt (T2) soll eine abschätzende Bewertung liefern, ob die Therapieziele auch nach Ende der biokinematischen Behandlung längerfristig erreicht wurden. Hierbei ist zu berücksichtigen, dass die Patienten die im Rahmen der Therapie erlernten Biokinematik-Übungen im Regelfall auch nach Abschluss der Praxisbehandlung weiterhin regelmäßig eigenverantwortlich durchführen sollen.

Analyse und Forschungsergebnisse

Die Schmerzintensität des subjektiv stärksten und des durchschnittlich wahrgenommenen Schmerzes nahm zwischen Behandlungsbeginn (T0) und Therapieende (T1) signifikant ab (Die mathematische Standardabweichung ist ebenfalls mit angegeben).

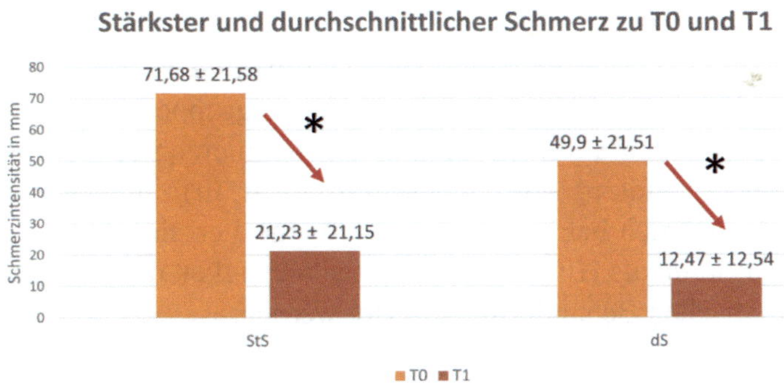

Zum Zeitpunkt der Befragung (T2) wurde die Verbesserung sogar insgesamt als noch erheblicher wahrgenommen und deutet auf langfristige und nachhaltige Therapieerfolge hin.

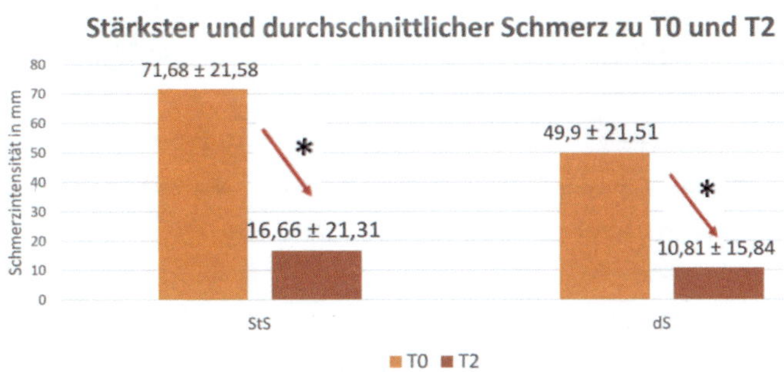

Für die weitere Analyse wurden die Patienten in zwei Gruppen eingeteilt, einerseits mit Eingangsschmerzen (ES) über 40mm auf der Skala (47 Patienten) und andererseits in eine Gruppe mit Eingangsschmerzen (ES) unter 40mm auf der Skala (25 Patienten), jeweils zum Zeitpunkt des Beginns der Therapie. Die Grafiken zeigen die prozentuale Veränderung der durchschnittlichen Schmerzreduzierung für den Zeitraum zwischen Beginn (T0) und Therapieende (T1).

Es zeigt sich hier eine sehr signifikante positive Veränderung, vor allem bei der Patientengruppe, deren Lebensqualität aufgrund der starken Schmerzen zu Beginn der Behandlung sehr eingeschränkt war. Erfreulicherweise zeigt sich bei keinem Patienten eine Verschlechterung. Das kann als Hinweis auf die Risikolosigkeit der biokinematischen Behandlung gewertet werden.

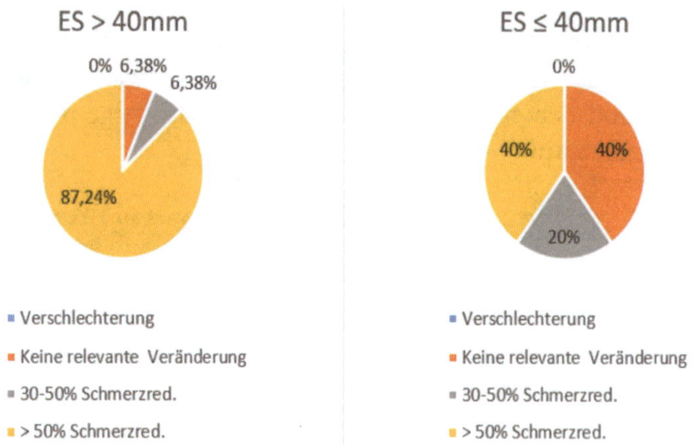

Die Beeinträchtigungen im Alltag wurde ebenfalls erfragt und analysiert. Hierbei ging die Schmerzintensität bei den jeweiligen Bewegungen im Durchschnitt aller 62 Patienten zwischen Behandlungsanfang (T0), Behandlungsende (T1) oder zum Zeitpunkt der Befragung (T2) auf ein sehr niedriges Niveau zurück.

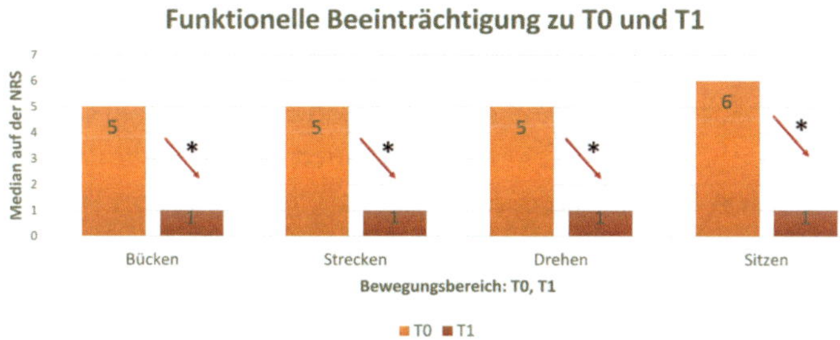

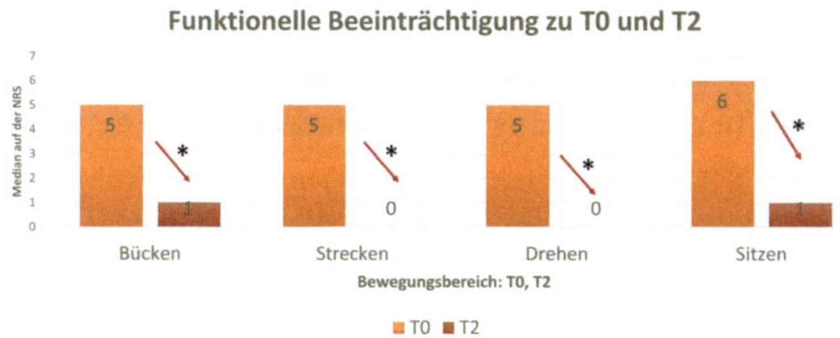

Weitere Erkenntnisse der Befragung:

Von den 47 Patienten, die zu Therapiebeginn auf schmerzlindernde Medikamente zurückgriffen, gaben 34 an, nach der Therapie mit der Biokinematik auf diese nicht mehr angewiesen zu sein. Von den 32 Patienten, bei denen eine Operation angeraten wurde, konnten 30 sogar die Operation umgehen. Zwei Patienten entschieden sich für die Operation. Insgesamt betrachten 91,9 % der befragten Patienten die Biokinematik-Therapie als Erfolg. Von diesen 59 Patienten spürten ca. 24 % schon bereits nach der ersten Behandlung eine deutliche Besserung. Nach maximal 5 Behandlungen gaben bereits über 75 % der Patienten eine deutliche Verbesserung ihrer Beschwerden an.

Die 2 Patienten, für die die Therapie laut Fragebogen erfolglos verlaufen ist, stellte sich die Analyse wie folgt dar: Sie gaben an, stärkste Schmerzmittel (zentralwirksam) einzunehmen, seelische Belastungen als nicht mitverursachend anzusehen und hatten die für das selbstständige Training empfohlenen Biokinematik Übungen zum Beheben der muskulären Funktionsdefizite überhaupt nicht durchgeführt. Hier fehlte es also auch an der sogenannten Patienten-Compliance, der aktiven Mitarbeit beim Umsetzen der therapeutischen Empfehlungen.

(Ende der Studiendarstellung)

Persönliche Bewertung des Studienergebnisses

Aus meiner Sicht handelt es sich um einen herausragenden Studienerfolg, der sich mit den Erfahrungen aus der Praxis über viele Jahre hinweg deckt. Selbst wenn die Studie einige sogenannte methodische Schwächen aufweisen muss, die sich für diese Art von Therapie mit einer anschließenden Patientenbefragung kaum umgehen lassen (z.B. das Fehlen einer Placebo-Kontrollgruppe, Erinnerungsproblematik), sollten die Forschungsergebnisse ein starker Hinweis sein, dass die Biokinematik ein Schlüssel in der Therapie von chronischen Schmerzzuständen sein kann und dass ihre Erkenntnisse weiter erforscht werden sollten.

Hierfür spricht auch ein hervorragendes Kosten-/Nutzenverhältnis und die Selbstverantwortung des Patienten für seinen Heilungsprozess, der hier im Vordergrund steht.

Da mir persönlich der „Dschungel“ der Therapiemöglichkeiten gut bekannt ist und auch die Patienten oft regelrecht überfordert werden, was denn überhaupt sinnvoll sein könnte, soll an dieser Stelle auch eine kurze Analyse der Standard-Therapien bei Rückenschmerzen dargelegt werden. Sie zeigt, dass sich für eine Vielzahl der bekannten Behandlungsverfahren keine wissenschaftliche Begründbarkeit zeigt, auch wenn sie in der Bevölkerung gut bekannt sind und immer noch flächendeckend angeboten werden. Es soll eine Form der sachlichen Kritik darstellen, diese Verfahren zu hinterfragen und vielleicht auch mit den biokinematischen Erkenntnissen bessere und zielführende Wege für die Behandlung von Patienten zu finden.

Die Bewertung dieser Verfahren erfolgte aufgrund wissenschaftlicher Erkenntnisse und Studien der letzten Jahre und gibt den aktuellen Forschungsstand der „Nationalen Leitlinie Rückenschmerz" in Deutschland wieder. Wichtig ist, dass es sich bei der Übersicht um die Therapie von eher leicht zu behandelnden „unspezifischen" Rückenschmerzen handelt, bei der keine Vorerkrankungen, wie z.B. ein Bandscheibenvorfall, bestehen. Die Biokinematik Studie hatte dagegen alle Rückenschmerzpatienten eingeschlossen, unabhängig von der Diagnose und Vorerkrankungen – also wesentlich komplexere Patientenklientel.

Aktuelle Empfehlungen zur nichtmedikamentösen Therapie chronischer unspezifischer Rückenschmerzen nach der nationalen Versorgungsleitlinie Kreuzschmerz.
Die ist der aktuelle Stand der wissenschaftlichen Studienergebnisse (Bundesärztekammer BÄK, Kassenärztliche Bundesvereinigung KBV, Arbeitsgemeinschaft der Wissenschaftlichen Medizinischen Fachgesellschaften – Stand 2015)

Absteigend nach Bewertung des Nutzens sortiert

Behandlungsverfahren	**Empfehlungen bei chronischen unspezifischen Rückenschmerzen**	**Empfehlungsgrad**
Bewegungstherapie	Kontrollierte Bewegungstherapie soll als primäre Behandlung angewandt werden	++
Patientenschulung	....Schulungsmassnahmen, die zur Rückkehr zu den normalen Aktivitäten ermutigen und konkret dies fördern, sollen durchgeführt werden	++

Kognitive Verhaltens-therapie	….soll innerhalb eines multimodalen Behandlungskonzeptes angewandt werden	++
Progressive Muskel-relaxation	….sollte angewandt werden	+
Rückenschule	….**nur** die auf einem ausschließlich biopsychologischen Ansatz beruht, sollte durchgeführt werden	+
Akupunktur	….kann nur sehr eingeschränkt angewandt werden	O

Manipulation / Mobilisation	….kann in Verbindung mit Bewegungstherapie eingesetzt werden	O
Massage	….kann in Verbindung mit Bewegungstherapie eingesetzt werden	O
Wärmetherapie	….soll nicht angewandt werden	–
Kältetherapie	….soll nicht angewandt werden	–
Bettruhe	…. soll abgeraten werden	––
Interferenztherapie	….soll nicht angewandt werden	––

TENS Nervenstimulation	….soll nicht angewandt werden	––
PENS Nervenstimulation	….soll nicht angewandt werden	––
Ergotherapie	….soll nicht angewandt werden	––
Kurzwellendiathermie	….soll nicht angewandt werden	––
Lasertherapie	….soll nicht angewandt werden	––
Magnetfeldtherapie	….soll nicht angewandt werden	––
Orthesen / Stützapparate	….sollen nicht angewandt werden	––
Traktionsbehandlung mit Gerät	….soll nicht angewandt werden	––
Ultraschall	….soll nicht angewandt werden	––

Perkutane (durch die Haut wirkende Verfahren) sollen zur Behandlung nicht- spezifischer Kreuzschmerzen nicht angewendet werden. Dazu zählen beispielsweise Injektionen oder Nervenstimulation/ Blockierung. Operative Verfahren sollen ebenfalls bei diesem Krankheitsbild nicht eingesetzt werden. Die wissenschaftliche Studienlage belegt dies eindeutig.

Quelle: https://www.leitlinien.de/nvl/kreuzschmerz

Der ein oder andere Leser ist nun vielleicht überrascht, dass so viele bekannte Therapieverfahren (auch wenn sie hier und da auch gut geholfen haben mögen) von der medizinischen Wissenschaft als nicht zielführend oder sogar schädlich angesehen werden.

Ich teile diese Einschätzung, einerseits aufgrund meiner praktischen Erfahrungen mit vielen Patienten, andererseits durch die Analyse von zahlreichen Forschungsarbeiten. Die meisten der hier positiv bewerteten Verfahren erreichen bei weitem nicht die Erfolge, wie sie von der Biokinematik Studie berichtet wurden. Bei jeder Studie sollte zudem genau analysiert werden, wie der Erfolg jeweils gemessen wird. Denn oftmals waren es lediglich kleine Verbesserungen der Lebensqualität, die in der Leitlinie Rückenschmerz bereits zu einer positiven Einschätzung führten. Rückenschmerz wäre nicht ein Wachstumsmarkt mit jährlich großen Steigerungen, wenn die angebotenen Therapieverfahren so zielführend wären, wie oft suggeriert wird. Es gibt in Europa einen Anteil von 19 % chronischer Schmerzpatienten (über 6 Monate Dauer), wobei der Rücken die häufigste Schmerzregion ist.[4]

4 Breivik et al. "Survey of Chronic Pain in Europe: Prevalence, Impact on Daily Life, and Treatment". Eur J Pain. 2006 May;10(4):287-333.

Die hier sehr positiv dargestellte Bewegungstherapie solle aus meiner Sicht – vor allem wegen der Erkenntnisse der Biokinematik – noch viel stärker in Richtung Beweglichkeit, Geschmeidigkeit und funktionales Training erweitert werden. Denn hier liegt aus meiner Sicht der Schlüssel.

Für den Bereich muskuläres Kräftigungstraining, wie es häufig im Bereich Rückenfitness empfohlen und teilweise von Krankenkassen bezahlt wird, habe ich bei akuten Rückenschmerzen bis heute keine größere, wissenschaftlich fundierte Studie gefunden, die hier einen hohen Nutzen aufzeigt. Das deckt sich mit eigener Erfahrung und der vieler Patienten bei denen sich die Beschwerden sogar teilweise verschlimmerten, auch wenn sehr vereinzelt von positiven Erfahrungen berichtet wurde. Aus meiner Sicht kann diese Art von Training zumindest solange nicht wirklich sinnvoll sein, bis der Körper ausreichend beweglich und frei von zu hoher Muskelanspannung (Hypertonus) ist. Das gilt insbesondere für den Bereich der vorderen Bauch- und Beckenmuskulatur, sofern das Krankheitsbild „Rückenschmerz“ ist.

Warum in Bezug auf die Muskulatur eine unvollständige Diagnostik leider die Regel ist, soll folgendes Standardschema der Medizin zeigen:

0	Keine Muskelkontraktion nachweisbar
1	Fühlbare Muskelspannung ohne Bewegung im Gelenk
2	Aktive Bewegung ist nur bei Aufhebung der Schwerkraft möglich
3	Aktive Bewegung ist gegen Schwerkraft möglich
4	Aktive Bewegung ist gegen Schwerkraft und leichten Widerstand möglich
5	Normale Muskelkraft

Obwohl den Therapeuten die normale Beweglichkeit der einzelnen Gelenke gut bekannt ist und dies auch mit der sogenannten Neutral-Null-Methode gut dokumentiert werden könnte, stelle ich in der Praxis leider oft fest, dass man sich vor allem mit der oben genannten (eher neurologischen) Analyse auseinandersetzt und diese dokumentiert. Das gilt eher weniger für die behandelnden Ärzte, sondern vielmehr für die (Physio-)Therapeuten. Ich führe dies darauf zurück, dass aufgrund einer chronischen Unterfinanzierung und der Limitierung auf meist 20-minütige Behandlungen die Zeit für die Testung und Dokumentation der Beweglichkeit fehlt, obwohl hier oft der Schlüssel für die Ursache eines Schmerzes gefunden werden könnte. Wieviel könnte gewonnen werden, wenn die Rahmenbedingungen dieses Berufstands verbessert und die Erkenntnisse der Biokinematik sich hier weiterverbreiten würden?

Medikamentöse Therapien

Ärzte setzen bei der Behandlung von Rückenschmerzen meist Medikamente zur Linderung des Schmerzes ein. Hierbei sind die sogenannten Cox-Hemmer (NSAIDs = non steroidal anti- inflammatory drugs) die am häufigsten verschriebenen Präparate (u.a. Aspirin,Ibuprofen, Diclofenac). Nach meinen Recherchen machen diese Substanzen beispielsweise 5 % des Medikamentenkonsums in England aus. Sie sind allerdings umsichtig einzusetzen, da sie Nebenwirkungen haben: Einer Studie zufolge sollen bis zu 16.500 Todesfälle und über 100.000 Krankenhausaufenthalte in den USA auf diese Substanzen zurückzuführen sein.[5]

5 Byron Cryer, M.D. . "NSAID-Associated Deaths: The Rise and Fall of NSAID-Associated GI Mortality". Am J Gastroenterol 2005;100:1694–1695

Bezüglich der Wirkung dieser Medikamentengruppe scheint ein kurzfristiger Nutzen bei Einnahme über wenige Tage hinweg wissenschaftlich gut belegt zu sein. Bei längerer Anwendung überwiegen laut Studienlage jedoch die Nebenwirkungen. Daher empfiehlt beispielweise das britische nationale Gesundheitsamt (NICE) lediglich die niedrige und kurze Einnahme dieser Medikamente und rät explizit von dem Wirkstoff Paracetamol ab.

Bewusstseinsverändernde Medikamente (Opiate) sollten ebenfalls nur in Ausnahmefällen verabreicht werden, wenn andere Interventionen keine Linderung bringen oder nicht eingesetzt werden können.[6]

Was den längerfristigen Nutzen von Schmerzmedikamenten zur Behandlung von chronischen Rückenschmerzen anbelangt, scheint ausreichend bewiesen worden zu sein, dass dieser allenfalls sehr gering ist – bei ernsthaften Nebenwirkungen einer längerfristigen Einnahme. Meist werden bei den Studien Patienten mit anderen Krankheiten, z.B. psycho- somatischer Natur oder Vorerkrankungen, überhaupt nicht mit einbezogen. Die Generalisierbarkeit der Ergebnisse ist also für die Übertragung der Ergebnisse in den Praxisalltag mit „echten Patienten" sehr eingeschränkt. Hinzu kommt, dass Langzeiteffekte einer Schmerzmitteleinnahme überhaupt nur sehr selten untersucht wurden.

Die britische Cochrane-Collaboration, eine Gruppe von Wissenschaftlern mit dem Ziel, das Wissen aus verschiedenen medizinischen Studien in systematischer Weise aufzuarbeiten, hat im Jahr 2000 insgesamt 53 Arbeiten zu Schmerzmedikamenten untersucht. Sie kamen zu dem Er-

6 "Low back pain and sciatica in over 16s: assessment and management". NICE guideline 2016; https://www.nice.org.uk/guidance/ng59#

gebnis, dass die bereits genannten Schmerzmittel (Cox-Hemmer) nur einen sehr geringen Nutzen aufweisen. Nur 31 % der betrachteten Studien waren überhaupt von hoher Qualität einer wissenschaftlichen Arbeit[7].

Im Jahr 2017 kam eine wissenschaftliche Meta-Studie der Uni Portland (Dr. Roger Chou u.a.) aus den USA zu einem ähnlichen Ergebniss: Eine Auswertung von 70 verschiedenen Studien zum Nutzen von Cox-Hemmern ergaben eine ungenügende Evidenz zur Wirksamkeit und einen allenfalls kurzfristigen Nutzen, der nur geringfügig über der Wirkung eines Scheinmedikamentes (Placebo) lag. Bei der Analyse von weiteren 130 wissenschaftlichen Studien zu anderen in der chronischen Schmerztherapie eingesetzten Medikamenten ergaben sich für die meisten Substanzen (u.a. Psychopharmaka, Muskelrelaxantien) insgesamt nur relativ schwache Wirksamkeiten, die hier nicht detailliert aufgeschlüsselt werden sollen, aber bei Interesse leicht recherchierbar sind[8].

In Anbetracht der Tatsache, dass es sich um sehr häufig verschriebene Medikamente handelt, scheint die Wirksamkeit gemäß aktueller wissenschaftlicher Forschungsergebnisse zu schwach zu sein, um den Einsatz über einen längeren Zeitraum zu rechtfertigen.

Als Heilpraktiker ist mir wichtig, dass Sie hieraus keine eigenen Schlüsse für eine etwaige Selbstbehandlung ziehen. Diese Medikamente sind verschreibungspflichtig und die Einschätzung, wann und wie lange sie sinnvoll sein können, muss der behandelnde Arzt individuell treffen.

7 van Tulder MW, Scholten RJPM, Koes BW, Deyo RA: "Nonsteroidal anti-inflammatory drugs for low back pain". Spine 2000;25:2501- 2513.

8 Annals of Internal Medicine, online 14.2.17, https://www.acpjournals.org/doi/10.7326/M16-2458

Ich erwähne diese Medikamentenbetrachtung an dieser Stelle, weil sie zu den Standard-Behandlungsverfahren in der Schmerztherapie gehören und ein Patient auch die Kenntnis von möglichen Nebenwirkungen haben sollte. Es scheint verlockend mit Hilfe einer Tablette vorübergehend schmerzfrei zu sein. Doch in den meisten Fällen handelt es sich lediglich um eine Symptom-Unterdrückung und nicht um eine wirkliche Therapie an der Ursache – um den Preis von Nebenwirkungen (u.a. Magenprobleme, Leberbelastung, Nierenschäden).

Da die Biokinematik in vielen Fällen von chronischen Schmerzen tatsächlich an der Ursache ansetzt, die Eigeninitiative des Patienten zum Mittelpunkt erhebt, seit Jahrzehnten erfolgreich an Patienten eingesetzt wird und nun auch wissenschaftlich untermauert ist, ist sie ein zielführenderer und nebenwirkungsärmerer Weg zur Behandlung mit meist dauerhaften Erfolgen.

Ein Hinweis zu starken, bewusstseinsverändernden Schmerzmitteln (Opiate), die von rund einem Viertel der Schmerzpatienten eingenommen werden (Breivik et al, 2006) mit einer von mir empfundenen noch weiter steigenden Tendenz in den letzten Jahren: Diese Substanzen greifen über das Gehirn in das Körper-Bewusstsein ein und hemmen aufgrund der eingeschränkten Eigenwahrnehmung die körperlichen Regulations- und Selbstheilungsfähigkeiten. Deshalb ist eine Therapie nach dem Konzept der Biokinematik während der Einnahme derartiger Medikamente schwierig bis faktisch unmöglich. Es besteht zudem die Gefahr der Abhängigkeit. Ist der Betroffene längerfristig in diesem Kreislauf gefangen, wird eine Therapie wirklich zu einer Herausforderung und setzt eine Abkehr von diesen Medikamenten in Zusammenarbeit mit dem behandelnden Arzt voraus. In den USA hat sich in den letzten Jahren sogar eine Art unkontrollierte Opiat-Krise mit ca. 42.000 Menschen (2016) entwickelt, die an einer Überdosis starben. Das zeigt die Gefahren dieser Medikamentengruppe.

Es wäre wirklich wünschenswert, wenn die schulmedizinische Schmerztherapie bei starken chronischen Schmerzen vom Einsatz dieser bewusstseinsverändernden Schmerzmittel soweit wie möglich abkehrt und die wahren Ursachen von Schmerzerkrankungen aufzudecken versucht – anstatt Medikamente als die Haupttherapie anzusehen. Ausnahmen für diese Medikamentengruppe sind sicher schwerste innere Erkrankungen (z.B. Krebs im Endstadium), bei denen das Schmerzleiden nicht anders gelindert werden kann.

Bei der Betrachtung der Forschungsergebnisse weise ich abschließend darauf hin, dass ich ein Anhänger einer Medizin bin, die sich auf wissenschaftliche Belege stützt (evidenzbasierte Medizin) – sofern das Thema überhaupt empirisch erforschbar ist. Dies schließt jedoch neben einer wissenschaftlichen Studienlage auch die heutzutage in Vergessenheit geratenen weiteren Aspekte mit ein:

- Die fachliche Meinung des behandelnden Therapeuten
- Die Präferenz und der Wunsch des Patienten

Alle drei Ziele müssen bei der Wahl eines optimalen Therapieansatzes unbestreitbar wahrhaftig Berücksichtigung finden.

Ausgewählte Beschwerdebilder chronischer Schmerzen

Es würde an dieser Stelle zu weit führen, auf alle chronischen Schmerzprobleme einzugehen, die grundsätzlich mit der Biokinematik behandelbar sind. Exemplarisch werden allgemein einige Erkrankungen aufgezählt, die mit einer entsprechenden Muskelfunktionstherapie bisher erfolgreich zu therapieren waren:

- Achillessehnenschmerzen
- Arthroseschmerzen in Gelenken
- Beckenschiefstand
- Brustkorbschmerzen (muskulär bedingte)
- Chronifizierte Schmerzen nach Unfällen
- Fersensporn
- Generalisierte Schmerzen (Fibromyalgie)
- Hüft-, Knie- und Fußprobleme
- Beschwerden bei diagnostizierter Hüftdysplasie
- Ischialgie / Hexenschuss
- Kalkschulter / Frozen-Shoulder Syndrom
- Knieerguss / Baker Zyste
- selektive Muskelkrämpfe
- Migräne / Kopfschmerzen
- Missempfindungen, Kribbeln, Taubheit
- Neuralgien (sogenannter Nervenschmerz)
- Schwellungen in Gelenken
- selektive Seh-/Hörstörungen
- Schulter-Arm-Syndrom
- Tennisellenbogen / Golferarm / Mausarm
- bestimmte Formen des Schwindels und Tinnitus
- Trigeminusneuralgie
- Zuckungen aufgrund muskulärer Fehlspannung

Mittels der bereits angesprochenen biokinematischen Druckpunkttechnik in bestimmten Körperbereichen kann dem Patienten oftmals sogar innerhalb von wenigen Minuten ein muskulärer Zusammenhang demonstriert werden. Schmerzen können häufig bereits bei der ersten Behandlung erheblich gelindert werden, manchmal sogar vollständig verschwinden.

Nachfolgend sind die Körperübungen der Biokinematik zur Behebung der muskulären Funktionsdefizite zu erlernen und regelmäßig auszuführen. Der Patient wird so wieder „Meister“ und „Architekt“ seines Körpers.

Drei weit verbreitete Krankheitsbilder werden zum besseren Verständnis auf den folgenden Seiten detailliert ausgeführt. Es handelt sich um den Bandscheibenvorfall, die Meniskusschmerzen und das Schleudertrauma. Die jeweiligen Erklärungsmodelle gehen sicherlich etwas weiter, als die Medizinwissenschaft heute bereits anerkennen kann. Durch persönliche Erfahrungen wurde mir gezeigt, dass sich hierdurch auf eine sanftere Art Schmerzzustände beseitigen lassen, bei der die klassische Schulmedizin häufig Probleme mit einer ursachenbezogenen Therapie hat. Selbstverständlich kann der Einzelfall von diesen pauschalen Betrachtungen abweichen und muss immer individuell analysiert werden. Zum besseren Verständnis werden die Erklärungen sehr vereinfacht wiedergegeben. Ein wenig Physiologie und Anatomie sind hierbei jedoch unumgänglich.

Was mich sicher macht, dass in der Schmerztherapie einige körperliche Abläufe grundlegend falsch interpretiert werden, ist nicht zuletzt, dass meine damaligen Ärzte fast durchgängig auch von ihren eigenen Schmerzproblemen berichteten. Hierbei handelte es sich zum Großteil um einige der renommiertesten Kliniken und Sportmediziner Münchens. In der Zeit nach meiner Genesung habe ich mir daher eigene Gedanken zu diesem Phänomen gemacht:

Vielen Orthopäden liegt die Sportmedizin sehr nahe und daher sind sie selbst häufig sportlich sehr aktiv. Ich hege die Vermutung, dass ihre eigenen Schmerzprobleme deshalb mehr von muskulär verursachten Funktionsdefiziten in bestimmten Körperbereichen als von (nachfolgender) Degeneration herrühren. In meinen zahlreichen Unterhaltungen mit diversen Therapeuten wurden oftmals auch angeblich verkürzte Bandstrukturen als Schmerzursache genannt. Diese sollten jedoch aus meiner Sicht nicht derart überbewertet werden, da die Limitierung einer Körperbewegung im Regelfall muskulärer Natur ist. Denn Bänder und auch das Fasziensystem sind Strukturen, die sich an einen Belastungsreiz natürlich adäquat anpassen.

Praktisch alle derzeit in der aktuellen Sportmedizin empfohlenen Dehnübungen und Beweglichkeitstests beschäftigen sich nicht oder nur kaum mit den muskulären Bereichen, die aus biokinematischer Sicht von entscheidender Bedeutung bei einer Vielzahl von chronischen Schmerzen sind. Thema Übergewicht: Es wird als Schmerzursache überbewertet, führt aber grundsätzlich zu einer Verkürzung der Muskulatur und demzufolge zu einer zunehmenden Unbeweglichkeit. In diesem Zusammenhang kann der Abbau eines größeren Übergewichtes sicher als wünschenswert und zielführend angesehen werden. Es dürfte allgemein akzeptiert sein, dass hiervon auch andere Organsysteme sowie das Herz- Kreislauf-System in großem Maße profitieren.

Im Rahmen dieses Buches wird lediglich die rein körperliche Ebene mit dem Hauptschwerpunkt Muskulatur betrachtet. Selbstverständlich gibt es eine Vielzahl weiterer Ursachen, hauptsächlich psychosomatischer Natur, die nicht Gegenstand dieser Ausführungen sind, aber in meiner Praxis grundsätzlich auch therapiert werden. Mehr zu diesen Themen findet sich in meinen anderen Büchern, die auch Fallbespiele aus der Praxis beinhalten.

Bandscheibenvorfall:

Bei einem Bandscheibenvorfall oder einer Bandscheibenvorwölbung wird die Bandscheibe aufgrund der muskulären Zugkräfte auf der Vorderseite des Körpers immer weiter nach hinten in Richtung Rückenmarkskanal verlagert. In Kombination mit vor allem ruckartigen Drehbewegungen kommt es manchmal zu Einrissen in ihrem äußeren Faserring. Hierbei tritt dann meist eine gelatineartige Bandscheibenflüssigkeit (Sequester) aus. Einem Erklärungsmodell der Orthopädie zufolge soll dieser Teil der Bandscheibe mit die Ursache dafür sein, dass Nervenwurzeln in diesem Bereich sich entzünden oder gequetscht werden und es deshalb zu Schmerzen bis hinunter in das Bein kommt.

Ich halte diesen Zusammenhang für nicht gegeben. Selbst unter Orthopäden scheinen langsam Zweifel an dem alten Erklärungsmodell aufzukommen, denn es gibt mittlerweile zahlreiche wissenschaftliche Studien, welche die Bandscheibe und die Nerven nicht als wahre Ursache dieser Schmerzen ansehen. Beispielsweise wurde vor einigen Jahren bereits herausgefunden, dass Menschen mit einem (radiologisch nachgewiesenem) Bandscheibenvorfall teilweise überhaupt keine Schmerzen hatten. Hingegen gibt es eine Vielzahl von Patienten, die dem Bandscheibenvorfall vergleichbare Schmerzen angeben und bei denen kein Bandscheibenvorfall radiologisch diagnostiziert werden kann.[9]

Zur Verdeutlichung möchte ich meinen bereits vorgestellten eigenen Fall und das zugrundeliegende neue Schmerz-Erklärungsmodell nehmen: Erfreulicherweise befindet sich meine Bandscheibe seit dem Zeitpunkt der

9 Maureen C. Jensen et al, "Magnetic Resonance Imaging of the Lumbar Spine in People without Back Pain", veröffentlicht im New England Journal of Medicine, 14.Juli 1994, 331(2):69-73

Genesung wieder dort, wo sie hingehört. Eine radiologische Kontrolle bestätigte, dass auch der Teil der Bandscheibe, der ausgetreten war (Sequester), nach einigen Monaten vom Körper selbst aufgelöst und resorbiert wurde. Seit dem Jahr 2002 hatte ich bislang nie wieder Rückenschmerzen.

Die Bandscheibe war insofern lediglich die Leidtragende muskulärer Zugkräfte und Blockaden, welche sie zu ihrer Lageveränderung zwangen. Der gleiche Schmerz hätte bereits entstehen können, als die Muskelfunktion bereits schon stärker beeinträchtigt war, aber die Bandscheibe sich noch nicht verlagert hatte. Andererseits sind auch Fälle denkbar, wo die Bandscheibe sich verlagert hat, aber die muskulären Störungen noch unter der Toleranzgrenze des Unterbewusstseins liegen, um sich als Schmerz bemerkbar zu machen. Bei bestimmten muskulären Funktionsdefiziten tritt kaum Schmerz, sondern sofort eine Muskelschwäche auf, die beispielsweise das Laufen unmöglich machen kann.

Die Bandscheibe ist auch kein – wie in der Medizinliteratur häufig behauptet – Stoßdämpfer oder ein Puffer. Diese Eigenschaft kann sie wegen ihrer physikalischen Konsistenz überhaupt nicht erfüllen. Der umgebende Faserring macht sie unelastisch, d. h. ihr Flüssigkeitsvolumen bleibt über den Tag hinweg immer gleich. Nur ihre Form ist veränderbar. Sie ist deshalb ein ideales Verbindungselement, um die Beweglichkeit der Wirbelsäule in viele Bewegungsrichtungen überhaupt erst zu ermöglichen. Deshalb werden Bandscheiben auch in Umgebungen benötigt, wo es aufgrund fehlender Schwerkraft keine Belastungen auf den Körper gibt. So ist dies beispielsweise bei Fischen in der Schwerelosigkeit des Wassers. Sie verfügen ebenfalls über Bandscheiben. Die angesprochene Stoßdämpfung im menschlichen Körper erfolgt vielmehr über die Beweglichkeit und muskuläre Abfederung in den Fuß-,

Knie- und Hüftgelenken, sowie über die S-förmige Struktur der Wirbelsäule. Das Gesamtsystem arbeitet, einfach betrachtet, wie eine spiralförmige Feder. Die Veränderung der leichten Krümmung der Wirbelsäule, die durch Muskelkräfte und Ermüdungen/Verspannungen zustande kommt, erklärt auch die gemessenen Unterschiede in der Körpergröße über den Tag hinweg – als Ursache handelt es sich nicht um unterschiedlich angefüllte Bandscheiben. In die Praxis übertragen bedeutet es, dass ein Mensch mit zunehmender Verkrampfung kleiner wird. Insofern dürfte die Bandscheibe, was ihren Zweck und ihre Funktion anbelangt, in vielen Bereichen der Medizin fehlinterpretiert werden. Die fortwährende Wiederholung der Aussage „Die Bandscheibe ist ein Stoßdämpfer", die in der Literatur und in den Medien immer und immer wieder hörbar ist, macht die Aussage nicht haltbarer. Für mich ist es geradezu erschreckend, wie unkritisch derartige Informationen ohne logische Überprüfung und eigene Bewertung von anderen Menschen weitergegeben werden.

Der Schmerz, der rund um sogenannte Bandscheibenprobleme angegeben wird, dürfte in den meisten Fällen erklärbar und therapierbar sein, ohne die Bandscheibe überhaupt mit einzubeziehen. Die Bandscheibe ist als Leidtragende fehlpositionierter Wirbelkörper und einer muskulären Einklemmung anzusehen. Diese Verlagerung wurde durch Anspannungen der Muskeln, die an den Wirbeln befestigt sind, hervorgebracht. Mittels Chirotherapie lassen sich die Wirbel oft gut repositionieren. Dem Unterbewusstsein wird hierdurch mitgeteilt, dass eine Körperstruktur wieder in einer natürlicheren Position ist. Vermutlich nicht perfekt, aber die dann noch bestehenden Beweglichkeitsdefizite erscheinen tolerabel. Deshalb verschwinden die Probleme nach einer solchen Behandlung häufig. Doch falls die muskulären Einschränkungen immer noch zu groß sind, bleiben die Probleme bestehen oder kommen bald wieder. Denn es ist wahrscheinlich, dass auf diese Weise repositionierte Wirbel nicht dauerhaft in ihrer Position bleiben – denn die Überanspannung bestimmter Muskelstrukturen wird diese bald wieder verschieben. So kommt es anschließend häufig zu einer Serie von sich wiederholenden chiropraktischen Eingriffen, vor allem im Bereich der Hals-Wirbelsäule.

Deshalb ist es ein besserer, erfolgversprechenderer therapeutischer Ansatz, die an den Wirbeln ansetzenden Muskeln über die Biokinematik wieder so weit beweglich zu machen, dass die Wirbelsäule sich funktionsgerecht frei bewegen kann. Die Wirbel werden dann ganz natürlich an der Stelle sein, wo sie hingehören. Im Lendenwirbelbereich ist es besonders die vordere, beckennahe Muskulatur, die Blockaden hervorbringen kann. Die Rückenmuskulatur ist meist – dank sitzender Tätigkeit – in guter Funktion und demnach nicht die Ursache der Beschwerden. Selbst wenn diese schmerzt, sind dennoch ihre jeweiligen muskulären Gegenspieler auf der Vorderseite des Körpers in der Regel als Schmerzursache anzusehen. Sie werden durch viel Sitzen tendenziell verkürzt – eine Ursache für das häufige Auftreten von Schmerzen im unteren Rückenbereich.

Vor allem gilt dies für den Bereich der Lendenwirbelkörper L4-S1, die am häufigsten von Bandscheibenvorfällen betroffen sind. Der Zusammenhang kann in einem Video unter www.Muskelfunktionstraining.de/BSV abgerufen werden.

Die nachfolgende Abbildung zeigt die in der Tiefe des Beckens liegenden Muskeln Iliacus und Psoas, die eine Hauptrolle bei der Verschiebung von Lendenwirbeln, Bandscheibenvorfällen und Ilio-Sakral-Gelenks Blockaden spielen. Im Bereich dieser Muskelgruppe beginnt faktisch die gesamte Bewegung des Beines. Hier ist der Anfang der Muskelkette, die bis in den Fuß hinein reicht. Deshalb können Störungen in diesem Bereich Auswirkungen bis in die Zehen haben, die sich als Lähmungen, Kribbeln oder Taubheit bemerkbar machen – jedoch in diesem Fall nicht durch Nervenverletzungen, sondern durch eine Störung der Muskelfunktion bedingt sind.

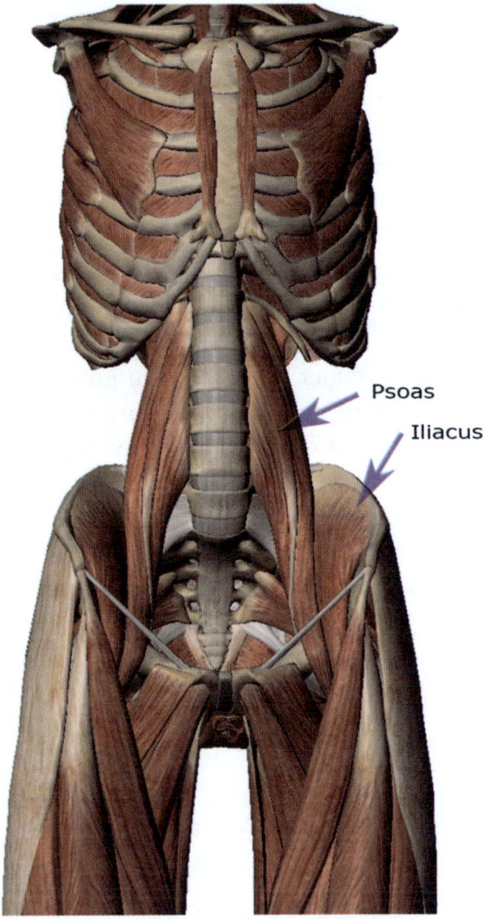

Muskelstrukturen im Bereich des vorderen Beckens

Im Bereich der Halswirbelsäule sind die Muskelstrukturen noch vielfältiger und die Therapie deshalb weitaus komplexer. Therapeutisches Ziel ist auch hier die Wiederherstellung der natürlichen Beweglichkeit in alle Raumrichtungen.

Es ist nicht nachvollziehbar, warum Nerven oder Nervenwurzeln die Ursache von Schmerz sein sollen, obwohl dies die vorherrschende orthopädische Lehrmeinung darstellt. Ein Nerv hat als eine Art Datenleitung die Aufgabe, lediglich diejenigen Informationen weiterzugeben, die er über Signalgeber /Rezeptoren aufgenommen hat. Er ist nicht Ursprung dieser Informationen, und er ist deshalb nicht in der Lage, selbst einen Schmerz zu produzieren. Die Tatsache, dass die Betäubung von Nerven Schmerzen zum Verschwinden bringt, ist dadurch erklärbar, dass keine Informationen über diese Nerven an das Unterbewusstsein mehr weitergeleitet werden können. Hieraus lässt sich umgekehrt nicht schlussfolgern, dass der Nerv den Schmerz produzieren würde. Neben anderen Aufgaben gibt ein Nerv auf einem elektrischen Weg Informationen über den Spannungszustand der Muskulatur an das Unterbewusstsein weiter, welches diese Informationen verarbeitet. Anschließend kann im „Störungsfall", wie bereits dargestellt, ein Schmerz an einen bestimmten Ort im Körper projiziert werden. Häufig entsteht dieser Schmerz im Bereich der „gesunden" muskulären Gegenspieler einer „gestörten" Muskelgruppe. Beim Rückenschmerz ist die Ursache deshalb gewöhnlich in der Fehlfunktion der Muskulatur auf der Vorderseite zu finden.

Die wissenschaftliche Fehlinterpretation dieser Vorgänge in der Vergangenheit hat zu einem falschen Schmerzverständnis und unwirksamen Therapien geführt.

Ich gehe davon aus, dass in der Medizin – aus meiner Sicht fälschlicherweise – immer noch die Nervenbahnen oder Nervendehnungen als eine der Hauptschmerzursachen angesehen werden, weil Beschwerden beispielsweise häufig im Verlauf des Ischiasnervs bis ins Bein hinunter bestehen. Genau dieser Nerv steuert jedoch auch die Bewegung des Beines vom Becken bis zum Fuß. Er ist regelrecht in die Muskelkette eingebettet, und so wird es kaum feststellbar, ob nun der Nerv schmerzt oder die Muskeln. Genau genommen schmerzt keines von beiden, denn diese Wahrnehmung wird erst vom Bewusstsein in einen logisch sinnvollen Körperbereich hineinprojiziert. Deshalb gelingt es Menschen auch mehr oder weniger, den Schmerz im Bewusstsein zu beeinflussen. Fakire oder Kampfkunstmeister scheinen dies perfektioniert zu haben. Ein Nerv, wie der Ischias, hat mit dem eigentlichen Schmerz nur indirekt zu tun, da er die entsprechenden Informationen wie Spannungszustände aus dem Bein in das Unterbewusstsein weiterleitet. An der Schmerzentstehung ist er somit nur indirekt beteiligt. Er ist sehr dehnbar und kann nicht „eingeklemmt“ werden. Dies gilt im Allgemeinen auch für andere Nerven, die in beweglichen Strukturen verlaufen.

Operationen

Auf chirurgischen Fachkongressen konnte ich mir mehrmals einen Eindruck darüber verschaffen, dass die Orthopädielehre bislang offensichtlich noch keinen befriedigenden operativen Behandlungsansatz bei Rückenschmerz gefunden hat. Die Operationstechniken sind zwar in den vergangenen Jahren verfeinert worden: Immer öfter werden hierbei minimal-invasive Verfahren eingesetzt. Doch dies ändert nichts an den dahinter stehenden, oftmals fragwürdigen Erklärungsmodellen zur Ursache von Schmerzen. Dennoch wird Betroffenen oftmals suggeriert, dass eine (teure) Operation sicher die Probleme lösen kann. Aus der Praxis leidender Patienten weiß ich, dass dem oftmals nicht so ist. Noch schlimmer – es gibt leider immer wieder sogar Fälle von echten Operationsschäden. Nach

Angaben der Bertelsmann Stifung ist die Anzahl der Rückenoperationen von 2007 bis 2015 von jährlich 452.000 auf 772.000 gestiegen. Verblockungen oder Versteifungen der Wirbelsäule im gleichen Zeitraum von 46.000 auf 72.000 Eingriffe. Doch das Erklärungsmodell, auf dem die Indikation viele derartiger Operationen fußt, kann ich aufgrund meiner eigener Erfahrungen und der Praxis über 15 Jahre hinweg nur als falsch erachten.

Besonders problematisch sind Versteifungsoperationen der Wirbelsäule und der Einbau von künstlichen Bandscheiben. Ich empfinde große Emphatie für die Betroffenen mit derartigen Eingriffen, aber Ersatzteile verändern die selbstformenden Kräfte des Körpers und schädigen häufig das Selbstheilungspotential. Sie beruhen auf einem vollkommen falsch interpretierten Schmerzentstehungsmodell. Zudem kommt es auch zu technischen Produktionsfehlern, die für einen Betroffenen ebenfalls immense Konsequenzen haben können. Daher sind beispielsweise künstliche Bandscheiben wieder vom Markt genommen worden, da es zu erheblichen Komplikationen kam. Oftmals kann Patienten mit derartigen Eingriffen mit der Biokinematik Therapie leider nicht mehr geholfen werden. Der Körper reagiert nicht mehr im Sinne der normalen Biologic und der Einbau von Fremdkörpern verbietet die Durchführung bestimmte Körperübungen, die für die Schmerzfreiheit essentiell wären.

Ein Hinweis zu Lähmungen und Taubheitsgefühlen, die in der medizinischen Lehrmeinung als sofort operationsbedürftig eingestuft werden: Diese müssen nicht zwangsweise durch eine Nervenschädigung hervorgebracht werden. In den meisten Fällen wird es sich hierbei um muskelbedingte (myogene) Lähmungen handeln. Diese sind folgenlos reversibel, sofern es sich nicht um Folgen schwerer Unfallverletzungen, um bestimmte Nervenerkrankungen oder Tumore handelt. Derartige Erkrankungen sind glücklicherweise eher nur selten die Ursache von Lähmungen. Deshalb müssen im Regelfall lediglich die entsprechenden Muskelstrukturen wieder in Ordnung gebracht werden, um derartige Störungen zu beseitigen. Dies gilt genauso für Missempfindungen, die ähnlich wie Schmerz erst durch bestimmte Informationen anschließend im Bewusstsein hervorgebracht werden. Bislang eilig anberaumte Notfalloperationen können zukünftig in vielen Fällen vermieden werden, falls die muskuläre Ursache im Beckenbereich mittels Druckpunkttherapie und anschließenden biokinematischen Beweglichkeitsübungen behoben wird.

Ich hatte im Jahr 2002 selbst das „Vollbild" mit lähmungsartigen Erscheinungen im Vorfuß, die von ärztlicher Seite mit der Bedrohung eines Rollstuhls bei Nichtoperation des Bandscheibenvorfalls quittiert wurden. Letztlich waren es aber nur erhebliche muskuläre Funktionsdefizite im Bereich des Beckens. In der Zwischenzeit hatte ich hunderte Patienten mit ähnlichen Beschwerden bei denen dank der Biokinematik letztlich keine chirurgische Intervention erforderlich wurde. Für mich ist das Beweis genug für eine unzureichende Sichtweise der konventionellen Orthopädie bezüglich der Bandscheibe. Nur in seltenen Fällen kann ich Operationen an der Wirbelsäule als sinnvoll nachvollziehen.

Zum Ausgangspunkt einer Therapie wird in den Fällen, wo letztlich muskuläre Probleme der Grund für Schmerzen im Lendenwirbelbereich oder Bein sind, meist die beckennahe Muskulatur. Hierbei ist die Beweglichkeit des Oberkörpers nach hinten oft ein entscheidender Parameter. Diese Beweglichkeit wird nicht zuletzt durch meist täglich sitzende Berufstätigkeit zunehmend eingeschränkt. Diese Rückneigefähigkeit im Bereich der unteren Wirbelsäule beträgt anatomisch maximal etwa 90 Grad. Ab weniger als 45 Grad muss mit Schmerzproblemen im Rücken, Gesäß, Bein oder Iliosakralgelenks-Blockaden gerechnet werden. Hierzu wird ab diesem Grad der Unbeweglichkeit lediglich ein Auslöser benötigt – ein Unfall oder eine ruckartige Bewegung, bevorzugt ein Aufrichten mit einer Drehung.

Insbesondere ältere Menschen sind in diesem Körperbereich oft regelrecht steif geworden, und ihre Rückneigefähigkeit liegt meist lediglich bei 0-20 Grad. Der maximale Bewegungsumfang des gesamten Oberkörpers läge im Extrem bei etwa 180 Grad, wie es bei Schlangenmenschen gut zu beobachten ist. Diese Bewegungsausmaße finden sind als Bilder am Ende des Buches.

Mit zunehmendem Lebensalter kommt es zu einer „schleichenden Einsteifung" auf häufig nur noch 5-10 % der maximalen Beweglichkeit. Dies hat oftmals eine Verkalkung der unteren Lendenwirbelkörper zur Folge – eine Art letzter Stabilisierungsversuch des Körpers, um einer muskulär bedingten, zunehmenden Instabilität zu begegnen. Dann sind anatomisch keine Bandscheibenvorfälle mehr möglich, die gehäuft im Alter von 25-50 Jahren auftreten. Doch den chronischen Rückenschmerzen ist damit nicht die Grundlage entzogen. Eher im Gegenteil – sie werden häufiger im Alter, da die Funktionsfähigkeit dieses Wirbelsäulensegments nun vollends reduziert ist.

Der Zusammenhang zwischen Beweglichkeit und Rückenschmerz lässt sich vergleichsweise einfach beweisen, wenn mittels einer bestimmten Rückneigeübung der Biokinematik auch bei gesunden Menschen ein Schmerz in genau dem Bereich der Lendenwirbelsäule hervorgebracht werden kann, den schmerzgeplagte Menschen häufig als ihre Schmerzstelle angeben. Sofern die Bewegung schmerzhaft ist, weist dieser Sachverhalt deutlich auf die bereits bestehenden Muskelfunktionseinschränkungen hin. Bei Kindern oder Menschen mit guter Beweglichkeit und Funktion in diesem Bereich wird ein solcher Schmerz dagegen nicht auftreten. Sie gelangen schmerzfrei an die maximale Länge ihrer Muskulatur. Dies ist ein effektiver Provokationstest, um abschätzen zu können, inwieweit bereits Defizite vorhanden sind. Derartige Einschränkungen machen die Entstehung von Rückenproblemen im unteren Wirbelsäulenbereich erheblich wahrscheinlicher und sollten erst gar nicht auftreten. Prinzipiell ist die angesprochene Übung bei richtiger Anwendung auch das richtige Hilfsmittel, um derartigen muskulären Störungen dauerhaft vorzubeugen. Bei ausreichender Beweglichkeit im Bereich des Beckens befinden sich die Wirbel, die letztlich vor allem durch muskuläre Zugkräfte in ihrer Position gehalten werden, automatisch (wieder) in der richtigen Position. Bei Schmerzpatienten ist die Vorgehensweise grundsätzlich identisch, doch wird hier die Übung zu Beginn eher eine Schmerzverstärkung nach sich ziehen, bevor sich nach einigen Tagen oder auch Wochen die Besserung einstellt. Je nach Umfang der Probleme kann dies etwas zeitaufwendiger werden und andere Übungen mit umfassen. Daher wird auch die Druckpunkttechnik eingesetzt um Schmerzen zu lindern und die Muskulatur weitestgehend zu lockern. So wird die Übungsfähigkeit vorab sichergestellt. Im Regelfall ist der Einsatz lohnenswert und führt häufig zu vollständiger Heilung und Beschwerdefreiheit. In der oberen Wirbelsäule, im Bereich des Halses ist das Vorgehen bei Schmerzen und Missempfindungen ähnlich, jedoch therapeutisch weitaus komplexer, da hier viele verschiedene Muskelgruppen auf engstem Raum zusammenlaufen.

Mit genau dieser Methode habe ich meine ursprüngliche Leistungsfähigkeit, sportlich ambitioniertes Skifahren eingeschlossen, wieder voll herstellen können. Seit Jahren habe ich keinerlei Rückenbeschwerden mehr.

Bei fast allen Patienten, die mit dieser Art der Therapie ihre Beweglichkeit und Muskelfunktion wieder ausreichend herstellten, konnte ich die Wiederkehr der Gesundheit und Leistungsfähigkeit ebenfalls verfolgen.

In der konventionellen Orthopädie wird dagegen meist die Bandscheibe in Verbindung mit einer Nervenwurzelbedrängung oder Reizung als Schmerzursache angesehen. Dann werden oftmals anti-entzündliche Medikamente gespritzt, Teile der Bandscheibe wegoperiert oder Enzymcocktails zum Verkleinern der Bandscheibe eingesetzt. In vielen Fällen kommt es dann zu einer zumindest zeitweisen Verbesserung. Die Gründe hierfür sind vielfältiger Art, dürften jedoch eher wenig mit der eigentlichen Bandscheibenbehandlung zu tun haben.

Muskelentkrampfung durch die Gabe von Betäubungsmitteln, Aktivierung von Selbstheilungskräften durch Erneuerungsanreize oder Placeboeffekt sind einige mögliche Erklärungsmodelle hierfür.

Spätestens mehrere Monate nach einem operativen Eingriff kommt es häufig wieder zu den gleichen Schmerzproblemen. Dann werden manchmal (als letztes Mittel) Wirbelkörperfixierungen oder künstliche Bandscheiben empfohlen. Laut klinisch-wissenschaftlichen Studien auch mit Erfolg. Bei genauerer Betrachtung handelt es sich bei diesem „Erfolg“ jedoch oftmals lediglich um eine Schmerzlinderung und eine leichte Verbesserung der körperlichen Leistungsfähigkeit. Dies wird über eine Veränderung des Wertes eines statistischen „Wohlbefindens-Index“ ausgedrückt, in den Parameter wie „Schmerz beim

Sitzen“ oder „Gehen“ einfließen. Regelmäßig werden von den so behandelten Patienten immer noch Schmerzmedikamente eingenommen. Von ärztlicher Seite wird zudem nicht selten auf eine (angebliche) Narbengewebsbildung hingewiesen, welche den Operationserfolg letztlich vereitelt oder verringert haben soll. Kostenmäßig liegen diese Operationen nebst Anschlussheilbehandlungen nicht selten bei mehreren zehntausend Euro. Teuer muss jedoch nicht unbedingt sinnvoll und gut bedeuten. Meine Definition von Erfolg und Heilung liegt nicht primär in der Reduktion von Beschwerden und der Verbesserung eines statistischen Indexes, sondern in der Wiederherstellung der vollen Leistungsfähigkeit, auch unter körperlicher Belastung. Persönlich habe ich diese Möglichkeit der Heilung vollumfänglich an meinem Körper bewiesen.

In der Zukunft werden operative Eingriffe an der Bandscheibe sicher zunehmend kritisch hinterfragt werden müssen, da sie auf einer Schmerztheorie basieren, die logisch-rational nicht vollkommen nachvollziehbar erscheint. Insbesondere die schweren operativen Eingriffe an der Halswirbelsäule (z.T. mit Versteifung) sind nach meiner Ansicht zur Beseitigung von chronischen Schmerzproblemen nicht zu rechtfertigen. Sie können den Körper direkt schädigen und so eine erfolgreiche Therapie der Muskelfunktion später unmöglich machen. Viele verschiedene Operationsverfahren und unterschiedliche Diagnosen sollten einen Betroffenen stutzig werden lassen. Er sollte daher niemals vorschnell in die Operation einwilligen, auch wenn die Schmerzen extrem sind. Ich bin heute der Meinung, dass die oft zur Schmerzfreiheit führende Wirkung von derartigen Operationen vor allem auf die verabreichten Betäubungsmittel zurückzuführen ist, durch welche die Muskeln für eine Weile vollkommen entspannt werden. Hierdurch können bestimmte muskuläre Fehlspannungen wieder ins Gleichgewicht gebracht werden. Da aber der Alltag und die diesbezüglichen Einseitigkeiten identisch bleiben, kommen die Schmerzprobleme nach kürzerer oder längerer Zeit häufig wieder – so zumindest die Erfahrung vieler Therapeuten.

Ein Patient darf sich zudem keinesfalls verängstigen lassen und sollte genau hinterfragen, ob er beispielsweise wirklich einen zu engen Wirbelkanal (eine sogenannte Stenose) hat. Ich bin sicher, dass die Natur in der Regel den passenden Durchmesser des Rückenmarks-/Wirbelkanals gewählt hat. Über Jahre hinweg hat dieser Wirbelkanal beim Betroffenen keine Probleme gemacht. Warum sollte plötzlich hier die Ursache für Beschwerden liegen? Zu oft habe ich von Patienten erzählt bekommen, dass ein Arzt einen Patienten grundlos mit der Angst vor einer Querschnittslähmung konfrontiert und anschließend eine dringende Operation empfiehlt, beispielsweise zur Beseitigung von „Verdickungen". Es ist jedoch völlig unangebracht, leichtfertig von diesem Zusammenhang bei chronischen Schmerzen auszugehen. Tatsächliche Querschnittslähmungen treten eigentlich nur nach erheblichen Unfallverletzungen, bei extrem seltenen Krebserkrankungen, Durchblutungsstörungen oder Infektionen des Rüclenmarks auf.. Hierbei handelt es sich um etwa 1000 bis 1500 Menschen pro Jahr in Deutschland, davon etwa die Hälfte durch unfallbedingte Ursachen. Es ist daher abwegig, dass der Körper durch einen Bandscheibenvorfall eine Querschnittslähmung hervorbringen kann, zumal im Bereich der Lendenwirbelsäule kein Rückenmark mehr existiert, sondern lediglich einzelne Nervenstränge durchlaufen.

Die Standard-Leitlinien der Medizin sehen dagegen diese Gefahr und raten zur sofortigen (Not-)Operation an der Lendenwirbelsäule, wenn lähmungsartige Erscheinungen (sog. Cauda Syndrom) auftreten. Hier hat die Biokinematik eine andere Sichtweise und bewiesen, dass derartige

Symptome muskulär bedingt sein und aufgelöst werden können. Es würde an dieser Stelle allerdings zu weit führen, das detailliert zu beschreiben, da immer auf die Umstände des Einzelfalls abzustellen ist. Von mir konsultierte Neurochirurgen teilen diese Sichtweise, wenngleich sie Bandscheibenoperationen meist nach wie vor für richtig halten. Es besteht Hoffnung, dass sich diese Sichtweise in Zukunft ändert.

Ganz generell scheinen Bandscheibenveränderungen sehr häufig zu sein. Eine sehr umfangreiche Studie der Universität Greifwald (SHIP-MRT-Untersuchung) zeigte, dass mehr als 90 % der über 40-Jährigen Menschen kleine oder mittlere Bandscheibenvorfälle haben - die Mehrzahl davon ohne eine Schmerzsymptomatik. Ich erkläre mir das durch die muskulären Funktionsstörungen des heutzutage meist sitzenden Menschen, welche diese Veränderungen biomechanisch verursachen.

Die mit Bandscheibenvorfällen in der Halswirbelsäule häufig in Verbindung gebrachen Symptome, wie Armkribbeln, Missempfindungen oder Schwindel, lassen sich stattdessen oft ebenfalls über bestehende Muskelproblematiken und auf diese Weise hervorgerufene Funktionsstörungen in der Eigenwahrnehmung (Propriozeption) des Körpers herleiten. Über dieses Erklärungsmodell lassen sich beispielsweise auch die nachgewiesenen Erfolge der Osteopathie oder der manuellen Physiotherapie erklären, welche die grundsätzliche Bedeutung der Muskeln bereits seit längerer Zeit erkannt haben. In diese Therapiekonzepte ist jedoch selten das aktive Umtrainieren der Muskulatur im Anschluss an die Akutbehandlung eingebettet, wie es die Biokinematk-Therapie beinhaltet. Es fehlt der aktive, zielgerichtete Einsatz des Patienten zur Behebung der ursächlichen muskulären Funktionsdefizite und der Minderbeweglichkeit. Somit werden die Beschwerden häufig lediglich kurzfristig behoben und kehren oftmals wieder.

Lähmungserscheinungen und Druckpunkttechnik

Eine 25-jährige Frau kam sehr verängstigt in meine Praxis. Sie litt unter Schmerzen im Arm, Rücken und Schulterblatt. Weiterhin klagte sie über Taubheitsgefühle in den Fingern. Sie kam gerade aus einer Münchner Klinik, in der ein Radiologe einen Bandscheibenvorfall in der Halswirbelsäule diagnostiziert hatte. Ein hinzugezogener Neurochirurg empfahl die umgehende Operation an der Halswirbelsäule. Diese Frau kam in ihrer Sorge über eine Empfehlung zu mir und fragte mich, ob die Operation wirklich notwendig sei. Ich beruhigte sie erst einmal und erklärte ihr meine Vermutung, dass die Beschwerden nicht von der Bandscheibe, sondern muskulär verursacht seien. Ich führte weiter aus, dass ich versuchen würde, diese Beschwerden mittels Druckpunkttechnik mit dem Finger aufzulösen. Nach einer eingehenden Untersuchung drückte ich mit meinen Fingern auf bestimmte Bereiche ihrer Hals- und Brustmuskulatur. Diese waren sehr druckschmerzhaft. Ich übte einige Minuten Druck auf die jeweiligen Punkte aus, und sie berichtete mir von sofortiger Schmerzreduktion. Wäre die Bandscheibe oder der Nerv verantwortlich für ihren Zustand gewesen, hätte meine muskuläre Therapie keinen Effekt haben dürfen. Doch zu ihrem Erstaunen ging sogar das Taubheitsgefühl in den Fingern vollständig zurück. Nach einigen Therapiesitzungen in der Praxis sowie spezifischen biokinematischen Beweglichkeitsübungen, die sie täglich regelmäßig alleine zu Hause durchführte, war sie innerhalb weniger Wochen wieder vollkommen fit. Eine Kontrolluntersuchung sechs Monate später bei einem anderen Radiologen bestätigte, dass sie sich wegen ihrer Halswirbelsäule überhaupt keine Sorgen mehr machen müsse und diagnostizierte lediglich harmlose Veränderungen.

Diese Fälle zeigen deutlich die Wichtigkeit, neue Konzepte der Schmerzentstehung und der Bedeutung der Muskulatur in die medizinische Schmerztherapie zu integrieren. Auf diese Weise werden unnötige Operationen vermieden, die von falschen Ursache-/Wirkungszusammenhängen ausgehen. Vor allem an der Halswirbelsäule wäre mir persönlich eine Bandscheibenoperation zu gefährlich, da es nachfolgend zu Beschwerden wie dauerhaftem Schmerz, Schwindel, Migräne oder Sehstörungen kommen kann. Ich wünsche mir, dass durch die neuen Erkenntnisse zum Thema Schmerz die wirklich notwendigen von den nicht notwendigen Operationen klarer zu trennen sind. Leider führen die vergleichsweise hohen Vergütungen für orthopädische Operationen hier zu falschen Anreizen innerhalb des Gesundheitssystems und behindern die Forschung im Bereich nicht operativer Maßnahmen.

Meniskusschmerzen

Bei den Menisken handelt es sich um zwei halbmondförmige Gelenkknorpel im Kniegelenk, die für die optimale Bewegung in alle drei Raumrichtungen erforderlich sind. Sie sind über den Gelenkkapselapparat mit der Oberschenkelmuskulatur verwachsen und werden von dieser in die jeweils richtige Position geführt. Deshalb muss jede Bewegung des Knies synchron mit der gesamten Oberschenkelmuskulatur und dem Rest der Bein-Muskelkette, von der Hüfte bis zu den Zehen, ablaufen.

Rund um das Knie entstehen nun öfters Schmerzproblematiken, welche die orthopädische Lehrmeinung manchmal mit einem „Meniskusproblem“ erklärt. Dies führt in der Konsequenz zu vielerlei Operationen, von eher harmlosen Eingriffen zur Knorpelglättung bis hin zu schweren Eingriffen, bei denen das Knie so „optimiert“ wird, dass sich später schwerwiegende Probleme aufgrund des operativen Eingriffs ergeben können. So ist beispielsweise bereits in Studien nachgewiesen worden, dass bei einer Meniskusentfernung oftmals eine Kniegelenksarthrose zu einem späteren Zeitpunkt folgt. Diese Arthrose wird in diesem Fall dadurch begünstigt, dass das Knie nach einer Meniskusentfernung meistens nicht mehr in seiner natürlichen Art und Weise arbeiten kann. Es kommt zu Fehlbelastungen. Zudem ist bereits im Vorfeld von einer muskulären Funktionsstörung auszugehen, welche durch die Operation nicht ursachengerecht behandelt wurde. Mittelfristig kann dies zu einer gestörten Erneuerung des Gelenkknorpels führen. Sofern zusätzlich Quer- oder Scherkräfte wirken, weil die muskuläre Führungsbahn des Knies gestört ist, kommt es möglicherweise zu einem schwerwiegenden Knorpelschaden. Diese Form der Arthrose ist somit ein Effekt einer Kniebewegung, bei der die Harmonie der einzelnen „Bauteile" nicht mehr vollumfänglich gewährleistet ist.

Mit in die Therapie einbezogen werden sollten zudem körperliche Kompensationsmechanismen. Falls ein Betroffener beispielsweise unterbewusst seinem linken Bein nicht mehr voll vertraut, belastet er das rechte Bein laufend stärker. Es wird hierdurch überfordert und diese Funktionsstörung wird vom Körperbewusstsein oftmals mit Schmerz quittiert. In zahlreichen Fällen konnte ich beobachten, dass aufgrund dieses Zusammenhangs ein gesundes Bein Schmerzen verursachte. Selbstverständlich kann schulmedizinisch dann keine Ursache gefunden werden, und es kommt daher manchmal zu „verzweifelten" Therapieansätzen, die in Operationen münden können. Zielführender ist es hier aus meiner Sicht, auf geeignete Weise das Vertrauen in den eigenen Körper wiederherzustellen und ein vielleicht immer noch bestehendes (Unfall-) Schocktrauma therapeutisch aufzulösen.

Es steht außer Zweifel, dass ein Meniskus durch einen Unfall verletzt werden kann. Hier kann eine Operation Sinn machen, um den betroffenen Meniskus zu nähen oder teilweise zu entfernen. Manchmal sollte auch ein vorhandenes, loses Knorpelteilstück aus dem Gelenk entfernt werden. Dies ist eine Art Ergänzung der natürlichen Heilung, sofern dies erforderlich erscheint. Diese Operationen schädigen den Körper bei sorgfältiger Ausführung nicht, sondern unterstützen ihn bei der Heilung.

Was den eigentlichen Schmerz in der Knieregion anbelangt, scheint die Orthopädie immer noch zu übersehen, dass der Meniskus nicht dessen Ursache sein kann. Wie bereits geschildert, ist es die Wahrnehmung einer gestörten Bewegungsfunktion, die den Schmerz überhaupt erst im Bewusstsein entstehen lässt. Der Meniskus hat keine medizinsch bekannten Übertragungswege zur Auslösung eines direkten Schmerzreizes, da er weder über Nervenbahnen verfügt, noch relevante Botenstoffe ausschütten kann. Der Meniskus kann selbst nicht schmerzen, insofern drückt das Wort „Meniskusschmerz" allenfalls die Region des Schmerzes korrekt aus und ist eine Fehlinterpretation der Ursache. Diese liegt bei einer Vielzahl von Knieschmerzen in der Wahrnehmung einer gestörten Funktion der Muskelkette des Beines; meistens am stärksten ausgeprägt in der vorderen Oberschenkelmuskulatur. Die Beweisführung ist oft recht einfach: Durch eine bestimmte Übung für den Oberschenkel kann bei den meisten (gesunden) Menschen ein Schmerz erzeugt werden, der genau in dem Bereich liegt, den man als Meniskusschmerz bezeichnen würde. Lediglich das Ausmaß der vorhandenen Störung der Muskulatur bestimmt, ob man im Alltag oder Sport diesen Schmerz spürt oder ob diese Funktionsstörung noch unter der vom Bewusstsein tolerierten Grenze liegt, bei der es zu Schmerzen kommt.

Der weitere Verlauf dieser Muskelkette nach oben geht in Richtung der Lendenwirbelsäule, nach unten in Richtung Fuß. Dieser gesamte Bereich sollte therapeutisch mit einbezogen werden. Auch andere Diagnosen, wie Kniegelenksergüsse, Wadenkrämpfe und sogenannte Baker Zysten sollten unter diesem Blickwinkel betrachtet werden.

Bei Fußballern oder Radprofis sind Knieprobleme deshalb so häufig anzutreffen, weil sie aufgrund des intensiven Trainings zu starken muskulären Verkürzungen in diesen Bereichen neigen. Sicherlich werden Beweglichkeitsübungen in das Training mit eingebaut, doch in der Regel ist das Training zu extrem auf Ausdauer, Kraft und Geschicklichkeit ausgerichtet.

Sofern die Funktion der Muskeln dann zunehmend eingeschränkt ist und dazu vielleicht noch eine schnelle Bewegung oder ein Foul hinzukommt, kann es während der Bewegung des Kniegelenkes passieren, dass der durch die Oberschenkelmuskulatur geführte Meniskus nicht mehr genau an seiner richtigen Position ist. Der Meniskus wird dann eingeklemmt und kann einreißen. Selbstverständlich wird dies vom Körper registriert und mit Schmerzen, Schwellung und Unbeweglichkeit beantwortet. Die primäre Ursache, welche zu der Meniskusverletzung geführt hat, ist hier in der Muskulatur zu suchen. Für eine vollständige Ausheilung sind die Wiederherstellung der natürlichen Muskelfunktion und die Auflösung entsprechender Blockaden von entscheidender Bedeutung.

Ein Beweis, dass ein Meniskusschaden nicht schmerzen muss, wurde ebenfalls durch die bereits erwähnte SHIP-MRT-Studie der Universität Greifswald geliefert: Sie besagt, dass mindestens 40% aller Menschen in radiologischen Reihenuntersuchungen einen Meniskusschaden aufwiesen – ohne Knieschmerzen zu spüren.

Ich bin durch die Praxis zur Überzeugung gelangt, dass ein Mensch einen eingerissenen Meniskus sogar selbst wieder vollständig regenerieren kann – in der Orthopädielehre wird diese Möglichkeit jedoch weitgehend ausgeschlossen. Um diese Heilung zu ermöglichen, muss die vorherige Einklemmung und Positionsverschiebung des Meniskus zeitnah therapiert werden. Die Grundvoraussetzung ist hier die maximale Entspannung der Beinmuskeln, um den Abstand der Knochen im Gelenk maximal zu erweitern, damit der Meniskus aus seiner Fehlposition befreit werden kann.

In den meisten Fällen sind Knieschmerzen – auch ohne Einklemmung oder Beschädigung eines Meniskus – auf muskuläre Ungleichgewichte und Störungen bei der Führung des Kniegelenks zurückzuführen. Oftmals findet sich ein Streckdefizit, bei dem das Bein aufgrund von muskulären Verkürzungen nicht mehr ganz durchgestreckt werden kann. Häufig ist die Oberschenkelmuskulatur so verhärtet, dass sie schon bei leichtem manuellem Druck schmerzt. Dies ist eine denkbar schlechte Voraussetzung für das komplexe Zusammenspiel der einzelnen Muskelfasern. Es kommt so zu Überlastungen in den Gelenken. Die erforderliche Therapie besteht darin, diese Muskelfasern wieder optimal derart umzutrainieren, dass die gesamte Bewegung des Beines über das Knie bis in den Fuß hinein wieder synchron und harmonisch abläuft. Dieses Training muss der Patient (anfangs häufig) regelmäßig durchführen – nur er kann seinen Körper effektiv zum Umbau anregen. Anschließend werden die Schmerzen verschwinden und die sportliche Leistungsfähigkeit wird wieder zurückkommen. Die Gelenke und Knorpel werden dafür dankbar sein.

„Angebliche“ Knorpeldefekte im Bereich der Kniescheibe (retropatellare Chondropathie) sind ebenfalls in der Regel nicht die Ursache für Schmerzen. So hat ein amerikanischer Orthopäde bei einem Chirurgenkongress in München von einem Selbstversuch berichtet, bei dem er sich selbst ohne Betäubung im Kniebereich durch einen minimal-invasiven Eingriff reizte. Zur Überraschung vieler Kongressteilnehmer berichtete er davon, dass der Bereich hinter der Kniescheibe, dessen Knorpel oft als Schmerzursache angesehen wird, überhaupt nicht schmerzempfindlich war. Insofern scheint der Begriff „retropatellare Chondropathie“ gleich „krankhafte Knorpelveränderung hinter der Kniescheibe“ eine weitere Diagnose zu sein, die bezogen auf eine Schmerzursache grundsätzlich zu hinterfragen ist. Auch bei diesem Krankheitsbild wird häufig operiert, und es werden Knorpel geglättet, die aus meiner Sicht mit dem Schmerzgeschehen überhaupt nicht im Zusammenhang stehen. Ich habe zahlreiche dieser Fälle behandelt, bei denen Betroffene über ein geeignetes Muskeltraining – ohne Operation – schmerzfrei wurden. Dies setzt jedoch Eigeninitiative des Patienten voraus.

In Amerika wurde eine wissenschaftliche Studie veröffentlicht, wo der Nutzen einer Kniearthroskopie bei der Behandlung der Kniearthrose und Schmerz überprüft wurde.

180 Patienten wurden in drei Gruppen eingeteilt. Der behandelnde Chirurg war Dr. James Bruce Moseley. Die erste Gruppe erhielt eine Operation, bei der das Knie gespült wurde, um schlechten Knorpel oder Knorpelabrieb zu entfernen. Bei der zweiten Gruppe wurde schadhafter Knorpel weggeschnitten und entfernt. Die dritte Gruppe wurde nicht real operiert, sondern erhielt eine Art Simulation, bei der lediglich die Haut am Knie eingeritzt wurde, um den Patienten glauben zu lassen, er wäre operiert worden – medizinisch Placebo genannt. Kein Patient erfuhr, wer in welcher Gruppe zugehörig war. Über zwei Jahre hinweg wurden die Patienten beobachtet und es stellte sich heraus, dass über 90% mit der Operation und Heilung

hochzufrieden waren. Unter den vollkommen schmerzfreien Patienten war jedoch die Gruppe der scheinoperierten Patienten in der Mehrzahl. Es ließ sich kein Nutzen der Operation im Vergleich zu Placebo ermitteln.[10]

Der Sinn dieser arthroskopischen Operationen kann deshalb in Zweifel gestellt werden. Es ist ein Beispiel dafür, dass eine vorhandene Operationsmethode nicht unbedingt immer sinnvoll ist. In Amerika lag die Zahl dieser Eingriffe im Jahre 2002 bei etwa 500.000 – bei durchschnittlichen Kosten von $ 3.000 pro Operation. Diese Methode ist in Deutschland ebenfalls häufig im Einsatz und kostet die Krankenkassen viele Millionen Euro, die sinnlos ausgegeben erscheinen.

Selbstverständlich berichten viele Menschen, die am Knie operiert wurden, von Verbesserungen oder vollständigem Heilungserfolg. Neben dem Placeboeffekt könnte in diesen Fällen die Betäubung, welche Muskeln mit einschließt, anschließendes Rehabilitationstraining und die natürliche Tendenz zu einer Selbstheilung – die besonders stark nach einer äußeren Reizung wird – die Hauptrolle bei einer Genesung gespielt haben. Auf die Sinnhaftigkeit, bei Kniebeschwerden die muskuläre Beweglichkeit wiederherzustellen, um die optimalen Voraussetzungen für die Knorpelregeneration zu schaffen, habe ich bereits hingewiesen.

10 Moseley J.B. , "A Controlled Trial of Arthroscopic Surgery for Osteoarthritis of the Knee", veröffentlicht im New England Journal of Medicine, 11.Juli 2002 , 347(2):81-88

Schleudertrauma

Das Schleudertrauma tritt häufig im Zusammenhang mit Autounfällen auf. Hierbei wird der Betroffene meist durch einen Aufprall zuerst nach vorne beschleunigt. Durch den Sicherheitsgurt wird der Körper anschließend zurück in den Sitz geschleudert.

Dies alles spielt sich in Bruchteilen einer Sekunde ab. Das Unterbewusstsein reagiert sofort mit der Aktivierung von Schutzinstinkten, um den körperlichen Schaden so gering wie möglich zu halten. Ein besonderes Schutzbedürfnis haben hierbei der Kopf und die Halswirbelsäule, da an diesen Stellen wichtige Körperstrukturen ihr Zentrum haben. Weiterhin ist dort die Verletzbarkeit der Halswirbel aufgrund ihres recht kleinen Durchmessers besonders groß.

Bei einem Unfall spannen sich daher die Nackenmuskeln bei der ersten Vorwärtsbewegung blitzschnell an. Dies geschieht zum Schutz der Halswirbelsäule, um Verletzungen der Wirbel und des Rückenmarks zu verhindern. Bei der nachfolgenden, plötzlichen Rückwärtsbewegung des Kopfes verkrampfen sich zusätzlich tendenziell die vorderen Halsmuskeln. Da der schräg verlaufende Sicherheitsgurt den Körper insgesamt in eine Drehbewegung versetzt, ist anschließend eine Vielzahl von Hals- und Nackenmuskeln in einer Art muskulären Zuggurtung, welche die Halswirbelsäule und die darin verlaufenden Strukturen wie in einem Korsett beschützen soll. Dies alles geschieht vollkommen automatisch durch das Unterbewusstsein, welches diese Arbeit insbesondere über das muskuläre Bindegewebe leistet. Es handelt sich hierbei um den gleichen Schutzreflex des Bindegewebes, der bereits im Zusammenhang mit muskulären Blockaden ganz allgemein erwähnt wurde. Je nach Schwere des Unfalls ist meist nicht nur die Halsmuskulatur betroffen, sondern auch andere Muskelstrukturen.

Beispielsweise ist in der Fußsohle oft regelrecht der Abdruck des Bremspedals tastbar.

Der Betroffene kann anschließend mitunter viele Monate über Schmerzen klagen. Es ist die Rolle, welche die Halswirbelsäule bei der Wahrnehmung von Sinneseindrücken (Propriozeption) spielt, die dann zu Störungen wie Schwindel, Sehstörungen oder Übelkeit führen kann. Doch das Schleudertrauma ist schwer diagnostizierbar. Zumindest mittels radiologischer Verfahren, wie Röntgen oder Kernspintomographie, kann der veränderte Anspannungszustand der Muskulatur nicht festgestellt werden. Die Problematik wird zusätzlich durch die häufige Vermutung erhöht, dass der Betroffene nur simulieren würde, um beispielsweise Schadensersatz von einer Versicherung zu erstreiten.

Wie kann diese Überanspannung der Muskeln nun therapiert werden, falls sie sich nach einiger Zeit nicht von selbst wieder löst? Eine Möglichkeit besteht in physiotherapeutischer, manueller Therapie, bei der ein Muskel nach dem anderen wieder mittels eines Drucks auf muskuläre Spannungsrezeptoren gelockert wird. Als sogenannte Druckpunkttechnik innerhalb des Konzeptes der Biokinematik wurde sie im Zusammenhang mit dem Bandscheibenvorfall bereits erwähnt. Sie ist am Hals eines Menschen meist zeitaufwendiger und wird aus anatomischen Gründen nicht in die tieferen Strukturen der Halsmuskulatur eindringen können. Die andere (bereits ebenfalls ausgeführte) Möglichkeit besteht darin, über biokinematische Körperübungen die entsprechenden Muskeln wieder zum Arbeiten zu bewegen. Da eine Muskelstruktur nicht blockiert sein und gleichzeitig arbeiten kann, werden so die betroffenen Muskelfasern wieder langsam in ihre natürliche Funktion gebracht. Diese Arbeit ist aufgrund der Komplexität der im Halsbereich zusammenlaufenden Muskelstrukturen gleichfalls zeitintensiv.

Behandlung des Unterbewusstseins

Leider ist bei Unfalltraumen eine Therapie meist mit Schmerzen und aufkommenden Ängsten für den Betroffenen bei den entsprechenden Körperübungen der Biokinematik verbunden. Um die Therapiedauer zu verkürzen und vor allem die Ängste zu adressieren, wende ich in der Praxis deshalb zusätzlich bei chronifizierten Schmerzen im Zusammenhang mit einem Schleudertrauma häufig eine andere Möglichkeit an, die anfangs wesentlich sanfter und schneller umgesetzt werden kann. Diese Vorgehensweise bietet sich im Grundsatz bei allen Unfallereignissen an. Sie funktioniert vor allem dann hervorragend, sofern kein körperlicher Schaden medizinisch nachweisbar ist, und die Probleme vor dem Unfall noch nicht bestanden haben. Hierbei wende ich mich in der Behandlung direkt an das Unterbewusstsein des Patienten und therapiere dort in der Erinnerung den immer noch bestehenden Unfallschock, welcher meist die zugrundeliegende Ursache für die vorhandenen Muskelverspannungen oder Schutzreflexe des Bindegewebes ist. Wenn die Folgen einer derartigen Unfalltraumatisierung oder eines ähnlich belastenden Ereignisses „aufgelöst" werden, kommt es nachfolgend meist zu einer sofortigen Lockerung der Muskulatur und des Bindegewebes. Die Anspannung wird wieder auf ein gesundes Normalmaß reduziert. Schmerzfreiheit ergibt sich dann oft bereits während der Behandlung.

Bei dieser Therapieform dürfte es sich um eine Gabe handeln, weniger um eine für jeden Therapeuten erlernbare Technik. Das bedeutet im Umkehrschluss allerdings nicht, dass es keine größere Anzahl an Menschen gibt, die derartiges bewirken können. Die Basis hierfür ist ein hohes Maß an Einfühlungsvermögen, Training und Nächstenliebe seitens des Therapeuten. Voraussetzung für diese schnelle und einfache Form einer Heilbehandlung ist, dass nach dem Unfall vergleichsweise wenig Zeit vergangen ist. Anderenfalls haben sich Muskulatur und Bewegungskoordination meist schon so sehr an den „Unfallzustand“ angepasst, dass nun zusätzlich die Muskeln mittels geeigneter Muskeltherapie wieder in den ursprünglichen, normalen Funktionszustand gebracht werden müssen. Nachfolgend passen sich die Knochen ebenfalls an den gesunden Funktionszustand wieder an, da sie durch die Muskelfunktion geformt werden und „technisch gesehen“ nur wenige Monate alt sind.

Da ich in meiner Praxis häufig auf „austherapierte“ Patienten treffe, wende ich beide Behandlungsansätze (emotional und biokinematisch) oftmals mit Abständen hintereinander an. Zuerst die emotionalen Belastungen und den Schock, dann das gezielte Umtrainieren der Muskulatur im Sinne einer gesunden Funktion und wiedergewonnenen Lockerheit.

Dieses wirklich ganzheitliche Behandlungskonzept findet sich in dem Buch „Ganzheitliche Heilkunde für Körper, Geist und Seele – ISBN 978-3-940445-780“ ausführlich erläutert. Hier wird auch die Behandlung von anderen chronischen Krankheitsbildern erläutert, die mehr emotionale oder geistig-seelische Ursachen als Hintergrund haben.

Es gehört oft mehr Mut dazu,
seine Meinung zu ändern,
als ihr treu zu bleiben.

Friedrich Hebbel

Arthrose ist heilbar

Rund um das Krankheitsbild der Arthrose (Knorpelschwund) ranken sich viele Fragen, Halbwahrheiten und Mythen. Die meisten Mediziner sind von der Unheilbarkeit überzeugt, während findige Verkäufer mit fragwürdigen wissenschaftlichen Studien seit Jahren eine Unzahl von Nahrungsergänzungsmitteln vertreiben, welche die Arthrose verhindern sollen. Hinzu kommen mittlerweile viele operative Eingriffe zur Knorpelregeneration, die von den Patienten in der Regel selbst zu bezahlen sind und deren Nutzen nicht fundiert belegt ist. Da die Arthrose ein eher langsamer Prozess ist, kann eine Werbebehauptung, sie ließe sich verzögern, praktisch nicht verifiziert werden.

Selbstverständlich kann der Körper kostenlos Arthrose heilen. Da sich rund 300 Millionen Zellen pro Minute neu bilden, sind darunter auch frische Knorpelzellen (Chondrozyten). Um diesen Vorgang der Knorpelerneuerung zu verstehen, sind das Gelenk und seine biologische Funktion von grundsätzlicher Bedeutung:

In einem Gelenk werden muskuläre Zugkräfte umgeleitet. Es verbindet zwei Knochen und definiert durch seine Bauform, in welche Richtung und in welchem Umfang sich diese Knochen bewegen können. Umgeben ist das Gelenk von Bändern, die das maximale Bewegungsausmaß limitieren und zusammen mit den Muskeln für Stabilität bei der Bewegung sorgen. Gewöhnlich kann jedoch davon ausgegangen werden, dass die maximale Beweglichkeit bei der Mehrzahl der Menschen lediglich durch die Muskellänge im Sinne einer Minderbeweglichkeit begrenzt wird. Allenfalls „Schlangenmenschen“ kommen regelmäßig in den Limitationsbereich der Bänder. Aus diesem Grund sind Bänderrisse immer auch mit gleichzeitiger Verletzung der Muskelfasern verbunden. Dies ist bei der Therapie von Unfällen von grundlegender Bedeutung. Ein Beweis sind die Blutergüsse, die nach derartigen Bänderverletzungen Tage später sichtbar werden. Denn Bänderstrukturen sind weiß und kaum durchblutet. Nur die Verletzung von gut durchbluteten Muskelfasern kann den Bluterguss erklären. Diese Verletzung im Muskel (meist oberhalb der Verletzungsstelle) ist oft nach Jahren noch therapeutisch tastbar und weist Fehlspannungen auf, die chronische Schmerzprobleme erklären können.

Die Flächen, welche sich in einem Gelenk direkt gegenüberstehen, sind mit Knorpel ausgekleidet. Er wird (nur) über die Gelenkflüssigkeit mit Nährstoffen versorgt. Derartiges Gewebe kann heutzutage bereits im Labor gezüchtet werden. Dort entsteht es nur dann, sofern die verwendeten Knorpelzellen einem Druck ausgesetzt werden. Ich war beeindruckt als ich eine diesbezügliche Apparatur der medizinischen Forschung zu Gesicht bekam. Wie einfach und genial die Natur selbst im Labor sich anpassen kann. Im Menschen ist dieser Vorgang prinzipiell ähnlich, jedoch weitaus perfekter als unter Laborbedingungen. Grundsätzlich gilt, dass Knorpelzellen erst dann wachsen, wenn sie aktiv be- und entlastet werden. Diese Aktivität geschieht durch die Muskulatur, welche die Knochen und damit die Gelenkflächen bewegt. Durch diese Bewegung werden die Knorpelflächen jeweils abwechselnd punktuell belastet. Genau diese Belastung regt die Knorpelzellen zu Neuwachstum an. Deren Zellverbände gleichen einem Schwamm, der bei jeder Bewegung ausgepresst wird und sich anschließend wieder mit nährstoffhaltiger Gelenkflüssigkeit vollsaugt. Aktive Bewegung ist demnach essentiell wichtig, um den Knorpel dauerhaft gesund zu erhalten. Hierbei sollte der Gelenkknorpel regelmäßig im gesamten Bewegungsausmaß gefordert werden, da durch die Pumpbewegungen der Knorpel ernährt wird.

Falls jedoch die Beweglichkeit, beispielsweise im Alter, zunehmend weiter eingeschränkt wird, werden die Knorpelzellen weniger stark gefordert und erhalten damit weniger Nährstoffe, so dass sie – zunächst in einigen Randbereichen – langsam absterben. Es wird dann von Gelenkknorpelschwund oder Arthrose gesprochen. Meist sind zu diesem Zeitpunkt bereits Schmerzen aufgetreten, die ursprünglich nicht auf die Arthrose, sondern auf die zunehmenden muskulären Funktionseinschränkungen zurückzuführen sind.

Da es zu einer wachsenden Überbelastung des Gelenkes mit zunehmenden Druckphänomenen kommt, beginnt der Körper zusätzlich mit der Einlagerung von Kalk in das Gelenk, analog eines Knochenwachstums. So erfolgt langsam eine knöcherne Einsteifung des Gelenkes. Dies im Vorfeld durch ein Bewegungsprogramm zu vermeiden, sollte oberstes Ziel sein. Die Biokinematik kann hier seit vielen Jahren außerordentliche Erfolge für sich verbuchen, wenngleich es bei schweren Knorpelschäden durch beispielsweise jahrelange Fehlnutzung des Körpers selbstverständlich auch hier Grenzen der Selbstheilung gibt.

Arthrose als Folge der Bewegungseinschränkung

Die Arthrose entsteht vor allem dadurch, dass ein Gelenk immer weniger vollumfänglich bewegt wird. Muskulär bedingte Schmerzen verstärken diese „Abwärtsspirale" zusätzlich. Falls beispielsweise ein älterer Patient, der meist im Sitzen keinerlei Schmerzen verspürt, aus diesem Grund zunehmend viele Stunden am Stück sitzt, wird der Gelenkknorpel während dieser Zeit nicht mehr ausreichend mit Nährstoffen versorgt. Dieser stirbt dann langsam immer weiter ab, und das langfristige Ergebnis kann beispielsweise die häufige Hüftarthrose sein. Die meisten Menschen dürften mit zunehmendem Alter die maximale Beweglichkeit des Körpers in vielen Bereichen nur noch zu 20-30 % nutzen. Dies führt zu einem Knorpelschwund in den betroffenen Bereichen, der jedoch grundsätzlich heilbar ist, sofern der Knorpel nicht schon wirklich großflächig zerstört ist. In den letzten Jahren konnte ich etwa 50 % der Patienten helfen, bei denen ein künstliches Gelenk orthopädisch als absolut notwendig erachtet wurde, diese Operation dauerhaft zu vermeiden und schmerzfrei sportfähig zu werden. Besser ist es aber immer, schon aktiv zu werden, bevor die Arthrose soweit fortgeschritten ist. Dann sind die Erfolgsraten weitaus höher, weil ein ausreichend bewegungsfähiges Gelenk die beste Arthroseprophylaxe darstellt.

An dieser Stelle wird eine seltenere Ursache der Arthrose – labortechnisch gesicherte Erkrankungen des rheumatischen Formenkreises – von der Betrachtung ausgeklammert. Hier sind meist viele Gelenke gleichzeitig betroffen, und es finden sich Nachweise einer Entzündung im Blutbild. Hier wird medizinisch treffender von entzündlicher Gelenkarthrose (Arthritis) gesprochen. Diese ist als innere Erkrankung anzusehen und kann eine Form der Autoaggressionkrankheit darstellen, die auf emotionalen Gründen beruht. Auch können ernährungsbedingte Mängel und Übersäuerung die Qualität der Gelenknahrung (Synovialflüssigkeit) mit beeinflussen. Daher sollte therapeutisch individuell die Ernährungsweise mitbetrachtet werden. Derartige Ursachen werden in diesem Buch aber nicht weiter ausgeführt und spielen in den Krankheitsfällen, bei denen nur ein oder zwei Gelenke betroffen sind, eine sehr untergeordnete Rolle. Autoimmunerkrankungen/Rheuma oder Knorpelfehlernährung würden sich systemisch in vielen Gelenken zeigen, nicht nur an vereinzelten Körperstellen.

Der Regelfall der Arthrose, die auf muskuläre Ursachen zurückzuführen ist, zeigt sich trotz des vielleicht vorhandenen Schmerzes weitgehend entzündungsfrei. Viele Senioren sind an dieser Form der Arthrose erkrankt. Sie ist grundsätzlich umkehrbar, falls es gelingt, das Gelenk wieder wesentlich besser zu bewegen und so das Knorpelwachstum wieder anzuregen. Dabei ist es wichtig, dass diese Bewegungen in alle Raumrichtungen und bei verschiedenen Hüftstellungen ausgeführt werden, damit die gesamte Knorpelfläche über ein geeignetes Beweglichkeitstraining dauerhaft wiederhergestellt werden. Der hierdurch einsetzende Regenerationsprozess nimmt bei einer bereits fortgeschrittenen Arthrose meist Monate in Anspruch – auch wenn Schmerzfreiheit bereits in kürzerer Zeit möglich ist.

Über diesen Weg wird ein Großteil der noch vorhandenen Knorpelzellen zur Vermehrung angeregt. Bei jeder Einzelbewegung wird jeweils ein kleiner Teilbereich des Knorpels unter Druck gesetzt und damit langfristig funktionsfähig erhalten. Deshalb sind muskuläre Einschränkungen der Beweglichkeit schädlich, da sie letztendlich zum Absterben des Knorpels an einer bestimmten Stelle führen. Es lohnt sich daher auch bereits für junge Menschen, nicht nur auf geraden, permanent ausnivellierten Böden zu laufen, sondern sich variantenreich und auf unebenen Untergründen, wie Bergwanderwegen, zu bewegen. Falls bereits Schmerzen beim Laufen bestehen, wird dieses Funktionsdefizit vorher meist durch ein Umtrainieren der Muskulatur und eine geeignete Therapie verbessert werden müssen.

Es gilt folgender Grundsatz: Nicht die Arthrose macht den Schmerz, sondern umgekehrt führt die eingeschränkte Muskelfunktion zu Schmerzen und damit langfristig zu Knorpelabbau. Unfallverletzungen mit einem größeren

Knorpelschaden sind etwas differenzierter zu betrachten, aber auch hier gilt allgemein, dass nur eine funktionsgerechte Gelenkbewegung langfristig Arthrose verhindert. Zudem kann der Körper unfallbedingte Schädigungen meist sehr gut reparieren. Die biologische Muskelfunktion muss dennoch auch nach einer Unfall-Operation wiederhergestellt werden.

Es lohnt sich für den Einzelnen in der Regel sehr, wenn er grundsätzlich darauf vertraut, dass sein Körper einen Knorpelschaden selbst wieder in Ordnung bringen kann – anstatt langfristig auf ein künstliches Gelenk zu setzen. Erfreulicherweise gibt es langsam erste Studien, die den Knorpelaufbau nach einem Bewegungstraining medizinwissenschaftlich belegen.

Künstlicher Gelenkersatz

Ein künstliches Gelenk ist ein schwerer, unnatürlicher Operationseingriff und sollte das letzte Mittel der Wahl sein, wenn alle andere Therapien zuvor bereits versagt haben. Manchmal geht kein Weg daran vorbei, aber grundsätzlich ist die Perfektion des menschlichen Lebens nicht durch einfache Ingenieurskunst zu ersetzen. So ist beispielsweise das künstliche Hüftgelenk tendenziell kreisförmig und damit anatomisch anders geformt als die natürliche Hüftpfanne, die genau ihr passendes Gegenstück im Hüftkopf des Oberschenkels hat. Diesem Gelenkersatz fehlt selbstverständlich auch die natürliche Anpassungsfähigkeit von Knochen und Knorpel an veränderte Rahmenbedingungen. Er wird deshalb lediglich eine „Notlösung“ sein und hat in Einzelfällen seine Berechtigung, wenn (die bisherigen) Therapieoptionen am Ende versagt haben. Doch etwa 239.000 Hüftprothesen bzw. 190.000 Knieprothesen pro Jahr in Deutschland (Stand 2018) sind offensichtlich dann zu viele, wenn bereits 40-jährigen künstliche Hüftgelenke empfohlen werden. Ein gezieltes Beweglichkeitstraining im Bereich des Beckens und der Beine könnte die Probleme oftmals beheben. Auch die Schultern, Knie- und Sprunggelenke sowie die Füße sollten in dieses Training mit einbezogen werden, denn auch in diesen Körperbereichen wird zu viel operiert, künstlich ersetzt und versteift – zu Lasten der muskulären Funktion. Empfohlen und versucht wird dies allerdings zu selten, obwohl die Zeit dafür vorhanden wäre. Denn um eine Notfalloperation handelt es sich hier nicht.

Hier können auch finanzielle Gründe – verbunden mit im Grundsatz fragwürdigen Schmerztheorien – als Ursache vermutet werden. Immerhin kosten diese Eingriffe zum Gelenkersatz, die derzeit meist nach 10-25 Jahren aufgrund des „Ausfalls des Ersatzteiles" wiederholt werden müssen, die Krankenkassen in Deutschland über 7 Mrd. € pro Jahr.

Zudem gab es in 2013 diesbezüglich einen Medizinskandal:

Betroffen ist nicht jeder, der ein künstliches Hüftgelenk besitzt. Allerdings besteht bei einem bestimmten Prothesentyp die Gefahr, dass bei Patienten durch die Freisetzung von Metall-Ionen gesundheitliche Schäden verursacht werden können, berichtet das „British Medical Journal" (BMJ). Von dem Problem seien weltweit Hunderttausende Patienten betroffen, bei denen Metall-auf-Metall-Hüftgelenke vom Typ ASR einer Firma eingesetzt wurden. Derartige Hüftprothesen, bei denen Metall auf Metall trifft, werden seit Jahren stark beworben. Sie sollen widerstandsfähiger und länger haltbar sein als Modelle aus Keramik oder Kunststoff. Doch offenbar stellen genau diese Hüftgelenke eine Gesundheitsgefahr dar: Durch Abrieb werden bei ihnen Kobalt- und Chrom-Ionen freigesetzt, die sich über Blut und Lymphen ausbreiten und Organe wie Leber, Nieren oder Milz belasten können. Laut BMJ müssen Patienten mit den Metall-Metall Prothesen zudem häufiger nachoperiert werden. Wie viele Menschen in Deutschland solche Prothesen bekommen haben, ist unklar. Die Gefahren waren angeblich bereits seit längerem bekannt.

Eigeninitiative statt Austausch von Ersatzteilen

Ich bin sicher, dass eine Vielzahl von Gelenkersatz Operationen durch muskuläre Prophylaxe und Eigenverantwortung vermeidbar wären. Möglich wird dies allerdings nur, wenn die hier geschilderten Zusammenhänge in der Öffentlichkeit kommuniziert werden, und die Bedeutung der muskulären Beweglichkeit für die Gelenkfunktion erkannt wird. Wie wäre es sonst zu erklären, dass bei vergleichbarem Körperaufbau eine Person bereits mit 50 Jahren eine schwere Hüftarthrose aufweist, während ein anderer Mensch mit 80 Jahren immer noch sportlich leistungsfähig und schmerzfrei ist. Hier muss eine bestimmte, außergewöhnliche Ursache vorliegen, dic eine fehlende Knorpelerneuerung überhaupt erst begünstigt hat. In der Regel wird diese in einer Muskelfunktionsstörung liegen. So wurde verhindert, dass sich der Gelenkknorpel wieder automatisch regeneriert, wie das im gesunden Körper der Fall ist.

Knorpelverschleiß gibt es dauerhaft im Körper grundsätzlich nicht. Er kann alles, was notwendig ist, selbst herstellen und sich regenerieren. Zu einem vollständigen Absterben von Knorpelzellen kommt es erst dann, wenn die Nährstoffversorgung zusammenbricht und der Knorpel nicht mehr ausreichend physiologisch belastet wird. Gegen diese Knorpeldegeneration gibt es Abhilfe, die jedoch die unbedingte Mitarbeit des Patienten erfordert. Nur er kann seinen Körper dazu veranlassen, sich wieder selbst in Ordnung zu bringen. Hierzu braucht es Beweglichkeit und Bewegung anstatt künstlich im Labor gezüchteter Knorpelzellen, welche in der Regel noch in ausreichendem Maß im Körper selbst vorhanden und vermehrbar sind.

Die Wichtigkeit der körperlichen Belastung als Arthroseprophylaxe wurde im Jahr 2005 auch von schwedischen Orthopäden der Universität Lund in einer Studie erwähnt. Sie kamen zu dem Ergebnis, dass körperliche Übungen einen vorbeugenden Effekt bei Kniearthrose haben.[11] Hierbei wurde jedoch folgendes – wie in den heutigen orthopädischen Therapien meist ebenso – weitgehend unberücksichtigt:

> Es ist von entscheidender Bedeutung, dass neben dem körperlichen Belastungstraining auch gleichzeitig die natürliche, blockadefreie Funktion der Gelenkmuskulatur gegeben ist. Nach Verletzungstraumen wird deshalb auch die Wiederherstellung der Bewegungsfreiheit ein überaus wichtiges Ziel sein müssen. Der langfristige Therapieerfolg bei Arthrose wird sich hierdurch stark steigern lassen.

Ich bin der Auffassung, dass die Medizinwissenschaft von einem Denken loskommen sollte, in dem ein therapeutischer Eingriff von außen (Chirurgie/Medikamente) als einfacher und nützlicher angesehen wird als die Wiederherstellung der optimalen Selbstheilungsvoraussetzungen. Im Einzelfall können „Ersatzteile" sinnvoll sein und die Lebensqualität verbessern. Doch wo immer möglich, sollte der natürlichen Selbstheilungskraft der Vorzug gegeben

11 Roos E.M., Dahlberg Leif , " Positive effects of moderate exercise on glycosaminogly- can content in knee cartilage: a four-month, randomized, controlled trial in patients at risk of osteoarthritis", im Internet abruf bar: www.ncbi.nlm.nih.gov/pubmed/16258919

werden – auch wenn es im Einzelfall etwas Anstrengung und Geduld erfordert, bis der Körper sich wieder vollständig regeneriert hat. In vielen Fällen ist die Fähigkeit zur Heilung noch vorhanden.

Unter Therapeuten wird häufig die Meinung vertreten, dass ein Knorpel die Hauptbelastung eines Gelenks tragen würde. Das ist jedoch nicht richtig. Solange die muskuläre Führung normal funktioniert, wirken lediglich äußerst geringe Kräfte jeweils punktuell auf den Knorpel ein. Knorpel ist ein eher weiches Material, welches alleine die Belastungen, die nach der immer noch vorherrschenden medizinischen Meinung wirken sollen, niemals tragen könnte. Der Knorpel wäre bereits bei einer einzigen Bewegung zerstört. Er ist so weich, dass er beispielsweise schon mit einem Fingernagel eingeritzt oder abgelöst werden kann. Müsste er die ihm von der „derzeitigen, offiziellen" Lehrmeinung der Orthopädie zugesagten Kräfte im Alltag aushalten, wäre er bei einer einzigen Bewegung bereits zerstört.

Die Aufgabe des Gelenkknorpels mit seiner vergleichsweise großen Wasserspeicherkapazität ist deshalb vielmehr, über einen Flüssigkeitsfilm beziehungsweise mit Hilfe von molekularer Abstoßung die Gelenkflächen auseinander zu halten. Bildhaft kann die Roll-Gleit-Bewegung eines Gelenkes mit zwei Glasplatten verglichen werden, die auf einem dazwischen liegenden Wasserfilm praktisch kraftfrei hin- und hergleiten. Deshalb arbeitet das Gelenk weitgehend belastungsfrei, während die eigentlichen Kräfte hauptsächlich um das Gelenk herum in den jeweiligen Muskel-/Sehnenfasern und dem bindegewebigen Fasziennetz wirken. Insgesamt ist diese Konstruktion von einer Perfektion, welche im Maschinenbau bislang nicht nachgebaut werden kann. Ein sich permanent selbst regenerierendes System, welches praktisch ohne Wirkungsgradverluste arbeitet und in dem störende Reibungs- oder Scherkräfte kaum vorhanden sind. Diese entstehen erst dann, wenn die einzelnen Muskelfasern nicht mehr in Harmonie miteinander stehen und somit asynchron aufeinander wirken.

Man kann es sich vielleicht wie ein Orchester mit Topmusikern vorstellen, bei denen die Instrumente fehlgestimmt sind. Aufgrund einer Fehlspannung der Saiten klingt die Aufführung dann ebenfalls disharmonisch.

Das Bild auf der folgenden Seite soll das verdeutlichen. Es zeigt ein anatomisches „Tensegrity“ Modell der Beine und des Beckens. Hierbei wird sofort deutlich, dass es zwischen den Knochen (hier als Holzstäbe realisiert) keine Berührung gibt. Die Bewegungskräfte werden über die Muskel-Faszienstrukturen (hier als blaue Gummizüge) abgeleitet und verhindern effektiv eine Berührung der Knochen. Auf die Holzstäbe (Knochen) wirken lediglich Biegemomente. Im menschlichen Körper ist das wesentlich komplexer und leistungsfähiger gestaltet als in diesem simplen Modell. Auch sind die Abstände der Strukturen im Körper wesentlich kleiner als hier angedeutet. Die Schlussfolgerung soll sein, dass auf den Knorpel in den Gelenken allenfalls vernachlässigbare Kräfte wirken. Das System wirkt im Gelenk weitgehend druckfrei im Sinne einer Roll-Gleitbewegung, bei der die Kräfte im wesentlichen über die Muskelstrukturen geleitet werden. Grundsätzlich lässt sich das Tensegrity-Konzept auch auf alle anderen Bewegungsstrukturen des Körpers, wie beispielsweise Wirbelsäule und Bandscheiben, übertragen.

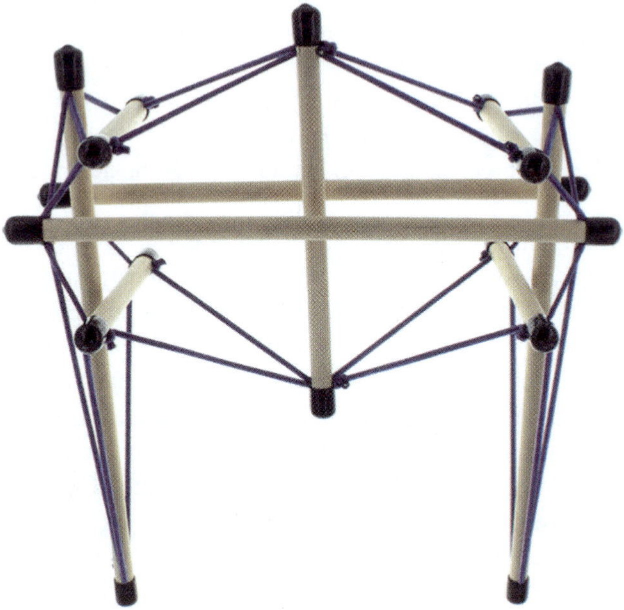

Tensegrity Modell

Analog zu diesem Becken-/Beinmodell wirken auf die Wirbelsäule und die Bandscheiben im normal funktionierenden Körper lediglich geringe Kräfte. Daher müssen die in einigen Forschungssarbeiten angeführten, angeblich wissenschaftlichen Messungen von Druckverteilungen auf die Bandscheibe mittels eines in die Wirbelsäule eingebauten Druck-Messfühlers beweisbar falsch sein, auch wenn sich Dutzende von Studien zum Thema gesunde Körperhaltung und Rückenschule auf diese angebliche Messung beziehen. Die Messung ist aus mehreren Gründen anzuzweifeln: Einerseits müsste ein lebendiger Mensch eingewilligt haben, sich die Bandscheibe zerstören zu lassen. Eine Messung an einem Toten wäre sinnlos, da hier der Muskeltonus fehlt. Andererseits wäre bei Einbau in einen lebendigen Körper das System biologisch so stark verändert, dass sich die Messung nun nicht mehr auf einen normalen biologischen Körper bezieht. Am wahrscheinlichsten dürfte eine Fälschung der Daten sein und hierauf wurden dann seit Jahren leider wissenschaftliche Empfehlungen basiert.

Folglich tragen die Bandscheiben nicht die Hauptlast des Körpers und sie sind auch keine Stoßdämpfer. Offensichtlich wird dies, wenn der Aufbau eines Wirbelkörpers betrachtet wird. Dieser ist im Inneren nur wenig kompakt aufgebaut. Medizinisch ausgedrückt handelt es sich an dieser Stelle um ein schwammartiges Knochengewebe (Spongiosa) geringer Dichte. Da sich Knochengewebe aufgrund der jeweils wirkenden Kräfte entweder kompakter oder schwächer aufbaut, kann hieraus geschlossen werden, dass allenfalls ein geringer Druck auf den Wirbelkörper wirkt. Betrachtet man nun die seitlich vom Wirbelkörper abgehenden Querfortsätze, an denen die Muskeln befestigt sind, findet man dagegen eine höhere Knochendichte. Hieraus ist ableitbar, dass die Kräfte hauptsächlich seitlich über die Muskeln wirken, während die Wirbelsäule vor allem für den Aufbau der Körperstruktur und als flexibles Befestigungselement der Muskulatur erforderlich ist. Auf den Faserring der Bandscheiben wirken demnach im Regelfall keine großen Kräfte. Erst wenn zunehmende Fehlbelastungen und Funktionsstörungen der Muskulatur sich im Laufe der Zeit einschleichen, kommt es zu funktionellen Überbelastungen. In Kombination mit Verdrehungen der Wirbelkörper zueinander entstehen Scherkräfte, welche den Faserring der Bandscheibe letztendlich einreißen lassen können.

Da die noch herrschende Lehrmeinung der Medizin diesen Sachverhalt anders interpretiert, ergeben sich für die Patienten in der klassischen Therapie häufig Defizite, die von falschen Ursache- /Wirkungszusammenhängen ausgehen. So werden die Betroffenen oftmals zu Dauerpatienten und bekommen ihre Rückenschmerzen mehr oder weniger nie wieder vollständig los.

Bildhaft kann die Wirbelsäule mit einem Segelmast verglichen werden, auf den insgesamt nur geringe Kräfte wirken – da die Hauptkräfte seitlich über Querverstrebungen und Seilbefestigungen an den Schiffsrumpf (Wanten) abgeleitet werden. Selbstverständlich ist die muskuläre Konstruktion im Körper von weitaus größerer Perfektion. Wer diesen Sachverhalt anzweifelt, der findet über das Internet oder Bücher im architektonischen Konzept von „Tensegrity" hilfreiche Hinweise, warum Wirbelsäulen- oder andere Gelenkstrukturen letztlich nur einen ganz geringen Bruchteil des Körpergewichtes tragen.

Grundsätzlich ist auch davon auszugehen, dass innerhalb des Körpers allenfalls ganz geringe Muskelkräfte jeweils gegeneinander wirken. Er ist perfekt aufgebaut, um maximal viel Kraft effizient an die Außenwelt abzugeben, beispielsweise zur Verrichtung von Tätigkeiten. Der Wirkungsgrad eines Menschen dürfte hierbei sehr viel größer sein als der von Maschinen oder Motoren, die häufig nur 30-50% Wirkungsgrad haben. Bei ihnen treten Reibungs- und Lagerkräfte auf, die der Körper offensichtlich elegant umgehen kann.

Sofern im Körper die Bewegungen harmonisch und synchron ablaufen, ist die Gefahr von Verletzungen im Alltag auf ein Minimum reduziert. Ich kann mittlerweile aus eigener Erfahrung sagen, dass auch das Heben von Lasten in jeder x-beliebigen Körperposition dann ungefährlich ist. Es wird lediglich ab einer bestimmten Belastung ein Kraftlimit erreicht, ohne schädliche gesundheitliche Auswirkungen zu haben. Vor einigen Jahren wurde ich nach meinem Bandscheibenvorfall noch von zahlreichen Orthopäden gewarnt, mich niemals wieder einer größeren Rückenbelastung auszusetzen. Ich bin dankbar, mich nicht an diese Empfehlung halten zu müssen. Selbstverständlich ist eine gewisse Achtsamkeit dem Körper gegenüber ratsam. Es erscheint grundsätzlich nicht sinnvoll, den Körper dauerhaft zu überfordern oder beständig vernünftige Limitationen überschreiten zu wollen.

Arthrose in den Fingerendgelenken

Auf eine bestimmte Form der Arthrose soll an dieser Stelle noch detailliert eingegangen werden. Es ist die Knorpelveränderung im Bereich der Fingerendgelenke (die sogenannte Heberdenarthrose), die häufig in späteren Lebensjahren auftritt. Oftmals geht eine derartige Symptomatik auch mit Knochenveränderungen (Verdickungen) und Achsenabweichungen (schiefe Finger) einher.

Auch für diese Form der Arthrose gilt das bereits Ausgeführte zum Thema Knorpelerneuerung. Ich möchte es allerdings um eine mögliche Erklärung erweitern, warum vor allem die kleinsten Gelenke am Ende der Finger betroffen sind. Praxiserfahrungen untermauern dies.

Wie ich bei meinen Patienten regelmäßig beobachten kann, verspannen sich die Muskeln im Körper grundsätzlich mit zunehmendem Lebensalter. Dies führt im Bereich der Arme zu großen Zugkräften, die auf die Muskelkette vom Bereich des Halses/Brustwirbelsäule in Richtung Finger wirken. Bildhaft gesprochen geht der Verlauf von den größeren Gelenken (Schulter/Ellenbogen/Hand) in Richtung der sehr filigranen, kleineren Fingergelenke. Die kleinsten und damit empfindlichsten Gelenke befinden sich jeweils am letzten Fingerglied. Die Anspannung des gesamten Armes wirkt hier am stärksten und „presst“ so den Knorpel in diesem Bereich im Sinne eines „Schraubstocks“ regelrecht aus. Aufgrund der Unnachgiebigkeit einer (zu) angespannten Muskulatur wird gleichzeitig der Beweglichkeitsspielraum der Fingerendgelenke eingeschränkt. Dies führt zu den zwei Faktoren der Arthroseentstehung: Bewegungsmangel und Nährstoffunterversorgung. Der Knorpelernährung aus der Gelenkflüssigkeit und der Abtransport von „Altmaterial“ ist behindert. Optimal wäre ein ausreichender Bewegungsspielraum, der aber zunehmend eingeschränkt wird. Weiterhin wirkt jetzt aufgrund der Unbeweglichkeit ein stärkerer (permanenter) Druck auf das Gelenk ein, der zu einer automatischen Knochenverdickung als Anpassungsreaktion führt. Der Bereich um das Gelenk herum schwillt an. Diese „Raumforderung“ wird vom Unterbewusstsein registriert und irgendwann im Sinne eines Schmerzes interpretiert. Diese Vorgänge schränken den aktiven Bewegungsspielraum des Gelenkes noch weiter ein – ein folgenschwerer Kreislauf kommt in Gang. Therapeutisch ist dieser Zustand (zumindest im Anfangsstadium) heilbar, wenn die Anspannung im Arm durch eine geeignete Muskeltherapie wieder reduziert wird. Im Laufe einiger Wochen kann sich der Knorpel anschließend wieder regenerieren. Es ist denkbar, dass ein Teil der aufgebauten Knochenveränderungen sich auflöst, da Knochensubstanz je nach Belastungsreiz grundsätzlich automatisch auf- und abgebaut wird.

Welche weiteren Folgen die muskuläre Anspannung im Bereich der Arme hat, kann leicht selbst ausgetestet werden:

Machen Sie im Stehen bei seitlich ausgestrecktem Arm eine Faust und drücken diese so fest zusammen, wie möglich. Innerhalb kurzer Zeit wird der Arm das Zittern anfangen. Ein Zittern, das zustande kommt, weil muskuläre Kräfte im Körper gegeneinander wirken. Bei dieser Übung werden (aufgrund einer Funktionsumkehr) sowohl die Fingerbeuge-, wie auch die Streckmuskulatur maximal angestrengt. Da diese beiden Kräfte dann gegensätzlich innerhalb des Körpers wirken, kommt es zu einer Überlastung und der Arm fängt das Zittern an.

Die Schlussfolgerung aus dieser einfachen Übung ist weitreichend. Sie verdeutlicht, dass ein Zittern der Hände einen einfachen Grund haben kann: Die Funktionseinschränkung und Verspannung im Bereich der Arme. Ich kenne Fälle, bei denen Patienten fälschlicherweise die Parkinsonerkrankung (deren Existenz ich nicht anzweifle) diagnostiziert bekamen, tatsächlich aber nur unter (stark) verspannten Muskeln litten. Meist ist hier auch die Halswirbelsäule stark involviert, was sich häufig zusätzlich in einer Kopffehlhaltung manifestiert. Dann ist der Kopf im Regelfall zu sehr nach vorne geneigt. So kommt die Wirkung der Schwerkraft (der Kopf wiegt 5-7 kg) zu einem zu großen Teil ungünstig im Bereich des Brustbeins zu liegen. Der Brustbereich wird so regelrecht „gestaucht“. Operationen im Brustbereich können ebenfalls Armprobleme und Zittern auslösen, da die Muskelstrukturen des Armes funktional im Bereich des Brustbeines ihren Beginn haben. Störungen im Bereich des Brustkorbes wirken sich ganz allgemein bis in die Finger hinein aus und werden bei entsprechenden Missempfindungen beispielsweise als „Karpaltunnelsyndrom“ fehlgedeutet. Die Therapie mit der Biokinematik hilft hier oft schnell und kann so eine Operation vermeiden.

Auch im Bereich der Füße kann es ähnliche Auswirkungen wie bei den Fingern geben. Hier wirkt die zu große muskuläre Anspannung am Ende im Bereich der schwächsten „Kettenglieder", der Zehen. So kann es anfänglich zu einer Tendenz von „Krallenzehen" kommen. Funktional gesehen handelt es sich hierbei um eine Verkürzung der Zehenstreck- und Beugemuskulatur und ist mit biokinematischen Übungen auch ohne Operation häufig gut behandelbar. Sonst treten später oft noch andere krankhafte Veränderungen hinzu, wie Schwäche, Missempfindungen, Krämpfe oder Muskelschwäche. Bei Fußproblemen treten auch meist Winkelveränderungen von muskulären Zugrichtungen auf – da eine schräge Verlaufsbahn etwas kürzer als die gerade ist. Die hier häufigste, sichtbare Veränderung ist der bereits angesprochene Hallux Valgus, bei dem die Großzehe seitlich nach innen abgelenkt wird und das Großzehengelenk häufig als verstärkt/geschwollen auffällt.

Auch hierfür gibt es spezielle Übungen, die so frühzeitig wie möglich begonnen werden sollten und die bei konsequenter Anwendung eine Hallux Valgus Operation auch verhindern können. Selbst bei deutlichen Gelenkveränderungen lassen sich die Schmerzen im Großzehen-/Vorfußbereich meist beheben. Im Grundsatz interpretiert die Biokinematik die von Chirurgen oft in den Mittelpunkt gerückte sichtbare Veränderung von Körperstrukturen als die Folge langjähriger Fehlbelastungen des Körpers. Sie sieht die primäre Ursache in den muskulären Zugkräften und setzt den Schwerpunkt nicht auf die operative Beseitigung sekundärer Folgeerscheinungen.

Insofern ist es sinnvoll, auf die muskuläre Beweglichkeit aller Körperteile bis ins hohe Alter großen Wert zu legen. Zahlreiche körperliche Probleme und Schmerzen lassen sich auf diese einfache Weise vermeiden. Neben Einzelbehandlungen bieten sich auch die in Deutschland,

Österreich und der Schweiz regelmäßig durchgeführten Workshops an, bei denen die Teilnehmer die wichtigsten Biokinematik Übungen erlernen, um ihre jeweiligen Muskelfunktionsprobleme zu beheben – oder im Sinne einer zielführenden Prophylaxe erst gar nicht entstehen zu lassen. Darüber hinaus werden für Therapeuten und Fitness-Spezialisten praxisbezogene, mehrtägige Fachfortbildungen angeboten, die sich seit Jahren großer Nachfrage erfreuen.

Ein Mensch kommt zart und nachgiebig zur Welt.
Bei seinem Tod ist er hart und starr.
Grüne Pflanzen sind weich und voller Lebenssaft.
Bei ihrem Tod sind sie verdorrt und trocken.
Daher ist das Starre und Unbeugsame
der Schüler des Todes.
Das Weiche und Nachgiebige ist
der Schüler des Lebens.
Ein Baum, der starr ist, wird leicht gebrochen.
Das Harte und Starke wird vergehen.
Das Weiche und Nachgiebige wird fortdauern.

Lao-Tse

Existiert ein Schmerzgedächtnis?

Viele Menschen mit chronischen Schmerzen haben die Vorstellung, dass sich ein Schmerzreiz regelrecht in das Gehirn „eingebrannt“ hat und deshalb chronifiziert ist. Dies gilt in besonderem Maße, falls von medizinischer Seite kein ausreichender Grund für den Schmerz gefunden werden kann. Bei diesen Menschen wird dann oft davon ausgegangen, dass dem Schmerz nur noch durch extrem starke Schmerzmittel (z.B. Opioide) beizukommen ist, weil eine Art von Schmerzgedächtnis entstanden sei. Zudem argumentieren Medizinwissenschaftler, dass Schmerzen schon sehr frühzeitig mit Medikamenten unterbunden werden sollten, damit ein solches Schmerzgedächtnis überhaupt nicht entsteht. Weiter noch gehen medizinische Interventionen, welche die Nerven betäuben, funktionsunfähig machen (z.B. Botolinumtoxin) oder durchtrennen – derartiges schädigt den Körper tatsächlich. Möglicherweise dauerhaft.

Doch nun zu der eigentlichen Frage: Gibt es überhaupt ein Schmerzgedächtnis und falls ja, welche Aufgaben hat es?

Die Antwort findet sich in den bereits ausgeführten Überlegungen zur Logik des Schmerzes. Über Jahrtausende hinweg hat sich der Mensch den biologischen Rahmenbedingungen perfekt angepasst. Hierzu gehört auch die Möglichkeit, Schmerzen wahrzunehmen. Es muss also biologisch sinnvoll sein, Schmerzen wahrnehmen zu können.

Sofern nun eine Schmerzwahrnehmung (ein Bewusstseinsprozess) medikamentös ausgeschaltet wird, dann ist das vergleichbar mit der Ölkontroll-Leuchte im Auto, deren Aufleuchten mit der mutwilligen Zerstörung der Birne quittiert wird. So wie beim Auto, ist beim Menschen das Problem hierdurch nicht behoben. Gegen eine kurzzeitige Gabe von Schmerzmitteln, z.B. bei Verletzungen oder

Operationen ist nichts einzuwenden. Doch die dauerhafte Gabe von Schmerzmitteln schränkt den Körper in seiner Wahrnehmungsfähigkeit ein und beseitigt das Problem nicht; dies gilt insbesondere für die stärkeren Schmerzmittel (Opiate), die das Bewusstsein vom Körper entkoppeln und so Selbstheilungsmechanismen empfindlich stören können.

Wenn ein Mensch unter (unspezifischen) chronischen Schmerzen leidet , dann möchte der Körper ihm durch den Schmerz etwas signalisieren. Es ist eine Art Botschaft, die vom Patienten und den Therapeuten leider häufig missverstanden wird. An dieser Stelle unterscheide ich drei verschiedene Botschaften:

1) Die einfachste Form einer Körperbotschaft ist das aufmerksam machen auf eine akute Verletzung, z.B. nach einem Beinbruch oder einem Wespenstich. Diese Schmerzen verschwinden im Regelfall innerhalb kurzer Zeit und chronifizieren selten.
2) Komplexer wird es bereits bei Schmerzen, mit denen der Körper eine Art Warnung über körperliche Funktionszustände aussprechen will. Oft wird es sich hier um muskuläre Anspannungszustände und Funktionsdefizite handeln, die vom Körperbewusstsein wahrgenommen und über den Schmerz artikuliert werden. Abhilfe schafft hier das biokinematische Körpertraining, um die Muskeln wieder in ihren natürlichen Funktionszustand zu versetzen. Zudem kann der Anspannungszustand der Muskulatur oftmals durch Druckpunkte (Trigger) beeinflusst werden. Hier erlebe ich in der Praxis häufig, dass auch monatelange Beschwerden innerhalb von Minuten verschwinden können, obwohl der Patient schon von einem „Schmerzgedächtnis“ ausging. Oftmals ist eine solche Erfahrung „fast zu

gut, um wahr zu sein“. Derartige muskuläre Probleme werden leider oft nicht richtig diagnostiziert, da sie auch mit bildgebenden Verfahren nicht wirklich gut sichtbar zu machen sind. Diese Patienten werden deshalb manchmal von Ärzten zu Unrecht in die psychische „Ecke“ gedrängt, obwohl sie lediglich ein rein muskuläres Funktionsdefizit haben, das körperlich behebbar ist. Ein derartiges Defizit lässt sich allerdings nur über ein Ertasten des Körpers oder Beweglichkeitsüberprüfungen sichtbar machen, eine Diagnostik, die nach Aussage vieler Patienten in vielen Orthopädiepraxen leider überhaupt nicht mehr stattfindet.

3) Eine gänzlich andere Art von möglicher Botschaft, die das Bewusstsein über den Schmerz sendet, ist geistig-emotionaler Natur. Mit derartigen Beschwerden habe ich in der Praxis ebenfalls häufig zu tun. Diese erfordern ein gänzlich anderes therapeutisches Vorgehen als beispielsweise die Muskulatur über die Methodik der Biokinematik zu beüben:

   Das Gehirn speichert alle Erlebnisse eines Menschen minutiös ab und verknüpft diese mit den gefühlten emotionalen Erlebnissen der Vergangenheit. Im Prinzip kann man sich das wie eine riesengroße Excel-Tabelle vorstellen, in der Lebensvorgänge mit ihren Folgen und dem jeweiligen Gefühl abgespeichert werden. Das Unterbewusstsein, das die Aufgabe hat uns zu beschützen, vergleicht permanent diese Datenbasis der Vergangenheit mit den aktuellen Ereignissen. Droht nun – aus Sicht des Unterbewusstseins – eine akute Gefahr, wird es eine Botschaft aussenden. Meist sind es körperliche Veränderungen oder Eingriffe, darunter häufig Schmerzempfindungen. Es ist eine Warnung, die

> hier unbewusst ausgesendet wird und vom Betroffenen so bewusst wahrgenommen wird. Solange diese Botschaft nicht „verstanden“ wird, bleibt die Schmerzbotschaft aufrechterhalten und verstärkt sich evtl. sogar immer weiter.

Hier liegen für mich die Gründe für ein „Schmerzgedächtnis“ im Sinne eines „Erlebnisgedächtnisses“. Ich erlebe in der Praxis jedoch häufig, dass Schmerzen bereits innerhalb einer Behandlung verschwinden können, wenn diese Botschaft erkannt und wirklich verstanden wird. Oftmals werden es Ereignisse aus der Vergangenheit sein, welche mit Angst, Schock, Schuld, Scham und/oder Wut zu tun haben. Ein wenig komplex wird es allerdings dadurch, dass der Betroffene sich in der Regel nicht bewusst an eine Situation der Vergangenheit erinnern kann, denn aufgrund des Traumas will er sich nicht erinnern – während das Unterbewusstsein ihn damit konfrontiert und warnen möchte. Ein Konflikt, der aufgelöst werden muss. Oft bin ich dann in der Lage, die wirkliche Ursache soweit an die Oberfläche zu bringen, dass es wie in einer Art Videofilm gesehen werden kann. Löst man dieses „Trauma“ dann auf geeignete Art und Weise auf, wirkt die Situation im HEUTE nicht mehr bedrohlich – der chronifizierte Schmerz (=Warnung) macht keinen Sinn mehr und verschwindet augenblicklich.

Derartige Erlebnisse in Behandlungssitzungen hatte ich häufig und deshalb kann ich heute an die wissenschaftliche Theorie eines „eingebrannten Schmerzes“ nicht mehr glauben. Dafür bin ich zu häufig durch Patienten mit langjährigen Schmerzerkrankungen von der Lösungsmöglichkeit in kurzer Zeit überzeugt worden.

Die Gehirnforschung bestätigt heute, dass sich die Verbindungen (Synapsen) im Gehirn innerhalb weniger Minuten ändern können, so dass wirklich nichts im Gehirn

„in Stein gemeißelt" ist. Im Rahmen von Forschungen wurde bereits bewiesen, dass es einen engen Zusammenhang zwischen der Psyche und muskulären Funktionsdefiziten / Verspannungen gibt (Wissenschaftlich wird hier von der Neuroplastizität des Gehirns gesprochen). So konnte unter Laborbedingungen nachvollzogen werden, dass das die Muskeln umhüllende und durchziehende Bindegewebe (Fasziensystem) auf Stress mit Verhärtung und Anspannung reagiert. Sicherlich für die meisten Menschen ein nachvollziehbares und bekanntes Phänomen, was sich nicht zuletzt durch Volksweisheiten wie „Die Angst im Nacken sitzen zu haben" äußert. Erfahrungsgemäß werden emotionale Traumen oder Ängste im Sinne einer Ganzheitlichkeit auch in der Muskulatur als Verhärtung spür- und tastbar. Ob nun eher von der muskulären Seite das Therapieren begonnen oder zuerst die emotionale Belastung adressiert wird, hängt sehr von den Umständen des Einzelfalls ab. Oftmals ist einer der Wege schneller, obwohl meist beide Wege funktionieren können.

Mir ist bewusst, dass es sich um ein komplexes Thema handelt, das in der Kürze möglicherweise für den Verstand herausfordernd ist. Dennoch hoffe ich, dass es Anregungen für den Geist sind, warum es Schmerzen gibt und für was sie gut sind. Für mich steht jedenfalls fest: Sie sind nicht unsere Feinde, so unangenehm wie sie sein mögen. Und sie können so schnell verschwinden, wie sie gekommen sind, wenn die wahre Ursache erkannt und behoben worden ist.

Meine praktischen Erfahrungen mit emotionalen Blockaden, Schockzuständen oder Konflikten zeigen mir deutlich, dass auch derartige psycho-somatische Herausforderungen gut behandelbar sind.

Nicht dem Vergnügen,
sondern der Schmerzlosigkeit
geht der Vernünftige nach.

Aristoteles

Biokinematik-Therapie in der Praxis

Zum Abschluss werden die Grundzüge der Biokinematik Therapie kurz dargestellt, um interessierten Menschen die Behandlung etwas zu veranschaulichen.

Die Erstbehandlung umfasst eine ausführliche Anamnese, bei der die Vorgeschichte, die Beschwerden und die subjektiven Funktionseinschränkungen des Körpers analysiert werden. Ein besonderer Fokus liegt hier bei Unfällen und Operationen, sowie den oftmals zu einseitigen Belastungen aus Beruf und Sportaktivitäten. Hinzu treten bei mir in der Praxis auch emotionale Aspekte, die ein Grund für Schmerzen sein können, obwohl sie grundsätzlich nicht Gegenstand des Behandlungskonzeptes der Biokinematik an sich sind. In der Regel sind die Patienten bereits schulmedizinisch vorbefundet und waren oftmals auch schon bei einer radiologischen Untersuchung. So ist im Regelfall vorab sichergestellt, dass beispielsweise schwere innere Erkrankungen oder Tumore nicht die Ursache der Beschwerden sind. Viele Patienten haben diese Beschwerden chronisch und bereits jahrelange Therapieversuche hinter sich.

An das Gespräch schließt sich eine Untersuchung an. Hier wird der körperliche (muskuläre) Funktionszustand überprüft. Es gibt einige wesentliche Tests der Biokinematik mit denen die Störungsursachen gefunden werden können. Ergeben sich bei der Prüfung körperliche Defizite, ist ein Zusammenhang zu den Störungen wahrscheinlich. Aufgrund dieser Diagnostik kann dann mit der eigentlichen Therapie begonnen werden.

Um einem Patienten – insbesondere im akuten Schmerzfall – schnell Linderung zu verschaffen, werden häufig die in der Biokinematik speziell entwickelten Druckpunkttechniken eingesetzt. Die Therapieorte, an denen die Muskulatur über das biologische Normalmaß angespannt sind, sind auf Druck meist sehr schmerzhaft. Diese Überanspannung kann therapeutisch oft sehr gut mit den (biokinematischen) Druckpunkten herunter korrigiert werden. Eine derartige Vorgehensweise ist auch diagnostisch wertvoll und macht dem Patienten oft innerhalb von Minuten die Zusammenhänge der muskulären Störungen und Schmerzen bewusst. In einigen Fällen kann alleine mit dieser Druckpunkttechnik bereits Schmerzfreiheit erreicht werden. Die Betroffenen sind dann oft sehr beeindruckt, zumal die Masse der Patienten bei mir in der Praxis oft als „austherapiert“ gilt und vorher schon viele Ärzte / Therapeuten gesehen hat.

Grundsätzlich ist die Druckpunkttechnik aber von den Körperbereichen abhängig. Es gibt zahlreiche Stellen im Körper, die anatomisch mit den Fingern nicht erreicht werden können. Dann geht die Wiederherstellung der Funktion therapeutisch über die biokinematischen Körperübungen, mit denen am Ende jede Muskelstruktur erreicht werden kann.

Das Einstudieren und die konsequente Durchführung dieser Übungen sind essentiell, damit die muskulären Funktionsdefizite dauerhaft beseitigt werden. Dieser Übungsteil nimmt die Hauptzeit der Therapie in Anspruch. Hierbei werden die Übungen nötigenfalls individuell von Sitzung zu Sitzung angepasst. Die Druckpunkttechnik im Vorfeld dient auch dazu, dem Patienten die Übungen zu erleichtern, da verspannte Muskelstrukturen beim therapeutischen Umtrainieren oft schmerzhaft spürbar werden.

Die speziellen Biokinematik Übungen sind sehr unterschiedlich zu den „passiven“ Therapieverfahren (Physiotherapie, Massage, Osteopathie, fasziale Techniken...), die unbestreitbar auch Linderung verschaffen können und ebenfalls andere Formen der Druckpunkttechniken (meist in anderen Körperbereichen) kennen. Hier bleibt der Patient aber oft mehr oder weniger vom Therapeuten abhängig und insofern häufig Dauerpatient. So zumindest die Erfahrungen, die mir über Jahre hinweg von Patienten gespiegelt wurden.

Die Biokinematik ist im Vergleich dazu eine sehr „aktive" Therapie. Der Patient wird angeleitet, seinen Körper gezielt wieder funktionsfähig und fit zu trainieren. Je nach Schwere der Störung, Ausdauer, korrekter Umsetzung der Übungen und Körperbereich kann dies länger oder kürzer dauern. Im Allgemeinen gilt, dass Störungen im Bereich der Halswirbelsäule aufgrund der hohen Komplexität der Muskelstrukturen länger benötigen als andere Körperbereiche. Das Alter des Patienten spielt – Übungsfähigkeit vorausgesetzt – eher eine untergeordnete Rolle, wobei ältere Menschen häufig schwerere und insgesamt mehr angesammelte Funktionsdefizite der Muskulatur haben. Daher die meist größeren Schmerzprobleme und Arthrose bei älteren Menschen. Andererseits sind sie erfahrungsgemäß nicht von beständigem Fitnesstraining beeinflusst und wollen meist keine sportlichen Höchstleistungen mehr erzielen. So ist in der Praxis der ältere Patient oft viel schneller schmerzfrei als der ambitionierte Leistungssportler.

Sofern bereits Operationen stattgefunden haben, muss die Therapie gegebenenfalls angepasst werden. In wenigen Fällen, wozu sicher Versteifungs-Operationen der Wirbelsäule gehören, kann die Biokinematik Behandlung auch unmöglich sein. Sofern Körperstrukturen derart verändert wurden, dass das Körperbewusstsein mit diesem unnatürlichen Zustand nicht mehr umgehen kann, wird eine biologische Anpassung und Selbstheilung schwer bis unmöglich. In diesen Fällen hilft nur das persönliche Gespräch mit einem qualifizierten Biokinematik Therapeuten für eine Einschätzung.

Aussagen zur Therapiedauer sind schwierig allgemein zu machen. Sind die muskulären Funktionsstörungen nur gering ausgeprägt, reichen manchmal 1-2 Sitzungen plus Übungsfleiß für einen dauerhaften Erfolg. Das Mittel der Patienten benötigt etwa 5-10 Stunden Therapeutenkontakt für eine vollständige Lösung der Beschwerden. In wenigen Fällen kann dies aber auch deutlich überschritten werden, wenn Störungen wirklich komplex sind, langjähriges Krafttraining betrieben wurde oder Nebenfaktoren wie Unfälle oder Operationen hinzutreten.

Wirkliche Gesundheit bedeutet aus biokinematischer Sicht immer ein vollständiges Umtrainieren der muskulären Störungsbereiche in das natürliche biologische Gleichgewicht. Schmerzfreiheit ist oft in kurzer Zeit erreichbar, aber der langfristige Erfolg liegt in der Erzielung einer Mindestbeweglichkeit bei ausreichender Muskelfunktion. Dann kommen die Beschwerden auch nicht wieder und sind durch aktives Training des Patienten auch für die Zukunft vermeidbar. Der Patient wird sozusagen Architekt seines Körpers und lernt diesen effektiv zu nutzen. Einige Patienten hatten sich in der Vergangenheit zu früh auf „Schmerzfreiheit" ausgeruht und kamen dann nach einiger Zeit reumütig zurück – sie hatten die Übungen nicht mehr konsequent und regelmäßig weitergeführt. Anfänglich ist hierbei mehrfaches, tägliches Training notwendig, später reicht zur Erhaltung der Muskelfunktion dann viel weniger Zeitaufwand. Da die meisten der Übungen innerhalb von Sekunden bis Minuten die Muskulatur an ihre Leistungsgrenze bringen, ist der zeitliche Aufwand über den Tag verteilt auch bei mehrfacher Wiederholung überschaubar. Dies gilt insbesondere, wenn man in der „Therapiezeit" auf andere (kontraproduktive) Sportarten vorübergehend verzichtet.

Einige Grundvoraussetzungen für eine erfolgreiche Therapie sind:

- Verständnis für die biokinematischen Funktionsprinzipien
- Willen und Zeit für eine „aktive“ Therapie
- Bereitschaft für körperliche Umbauprozesse (z.B. Muskelkater)
- Weglassen nicht zielführender Körperübungen (u.a. in vielen Fällen Krafttraining, Rückenfitness, Rückenschule, Faszienrollentraining)
- Bewusstes Umdenken von muskulärer Kraft und Ausdauer in Richtung BEWEGLICHKEIT und KÖRPERBEWUSSTSEIN

Durch die Übungen können vorübergehend starker Muskelkater, im Einzelfall auch Missempfindungen (Kribbeln, Taubheit, Ameisenlaufen...) auftreten. Gefährlich ist das nicht und entsteht dadurch, dass muskuläre Bereiche wieder aktiviert werden, die über Jahre hinweg nicht mehr korrekt benutzt wurden. Die Muskulatur muss sich erst entwickeln und diese Zeit kann mit den genannten Empfindungen einhergehen. Meist sind es Wahrnehmungen, die der Patient schon aus seiner „Leidenszeit“ kennt und die medizinisch fälschlicherweise meist den Nerven(wurzeln) zugeschrieben wurden. Aber die Erfahrung zeigt, dass diese Probleme nach vollständiger Wiederherstellung der Muskelfunktion verschwinden und ihre Ursache in der Wahrnehmung der Funktionsstörung im Bewusstsein hatten. Aus meiner eigenen Rückenschmerzerfahrung kenne ich diese Beschwerden inklusive Lähmung gut und durfte damals nach meinem Skiunfall bei Walter Packi in der Klinik selbst lernen, dass es lediglich eine muskuläre Funktionsstörung war. Die konventionelle Orthopädie war dagegen seinerzeit fest davon überzeugt, dass es zwingend Ausdruck einer Nervenwurzelreizung durch den Bandscheibenvorfall sein müsse. Den Zusammenhang kann ich heute – nicht zuletzt durch meine eigene Erfahrung – sachlich nicht mehr nachvollziehen.

Ganz allgemein wird in der bisherigen Orthopädie und Physiotherapie heute meist empfohlen, mit Übungen sofort aufzuhören, falls diese größere Schmerzen oder Störungen verursachen. Diese Einschränkung macht die Biokinematik pauschal nicht. Da funktionsgestörte Muskeln die Hauptursache für chronischen Schmerz darstellen, müssen die gestörten Bewegungsbahnen wieder aktiv in Arbeit versetzt werden. Dies bedeutet gleichzeitig, in das Problemfeld einzutauchen. Insofern werden die geeigneten biokinematischen Übungen oft sogar den Alltagsschmerz gezielt während des Übens auslösen können. Dies ist eine wichtige diagnostische Hilfe, weil der Therapeut dann Zusammenhänge erkennen kann. Denn manchmal sind die Störungen (z.B. nach Unfällen) so komplex, dass nur mittels Übung und Schmerzprovokation die betroffenen Muskelstrukturen vollständig gefunden werden können. Ein auftretender Übungsschmerz bedeutet allerdings nicht, dass mit Gewalt oder mit hohen Kräften gearbeitet wird. Ganz im Gegenteil wird im Regelfall nur mit Teilen des eigenen Körpergewichtes und oft minimalen Widerständen bei kurzer Zeitdauer gearbeitet. Da die biokinematischen Übungen im Grenzbereich der muskulären Beweglichkeit ausgeführt werden, genügen ganz geringe Kräfte für einen Umbaureiz der Muskulatur im Sinne einer Selbstheilung. Im Vergleich hierzu wird der Körper bei der Chiropraktik (Einrenken) oder Rückenfitness wesentlich höheren Belastungen / Kräften ausgesetzt. Daher darf der oft auftretende biokinematische Übungsschmerz nicht mit einem „Zu weit über die Grenze gehen“ gleichgesetzt werden. Ein erfahrener Biokinematik Therapeut hilft seinen Patienten daher bei den Übungen auch, die

Angst vor eventuell auftretendem Schmerz zu verlieren. Der Schmerz ist in den von der Biokinematik adressierten Therapiefällen (siehe Liste der grundsätzlich therapierbaren Erkrankungen) „nur“ Ausdruck der „Bewusstseinswahrnehmung“ einer muskulären Funktionsstörung. Dies gilt für die allermeisten Fälle chronifizierter Schmerzprobleme.

Körperlich betrachtet ist die Biokinematik eine sanfte Therapie und ein gesunder Patient könnte alle biokinematischen Übungen mit Leichtigkeit schmerzfrei ausführen. Denn eine gesunde Muskelstruktur geht beschwerdefrei an ihr maximales Bewegungsausmaß. Solange Schmerzen beim Üben bestehen, muss die Übung daher so lange richtig und kontrolliert regelmäßig trainiert werden, bis die volle Muskelfunktion und Schmerzfreiheit erreicht ist. Spätestens dann sind im Regelfall auch die Alltagsprobleme (Schmerzen, Kribbeln, Taubheit. . .) bezogen auf den jeweiligen Körperbereich verschwunden. Grundsätzlich macht die Biokinematik aber den wirklichen Trainingserfolg insbesondere von der Verbesserung des Bewegungsausmaßes der Muskelstrukturen abhängig.

Ich habe über viele Jahre bei mir in der Praxis und bei anderen Biokinematik Therapeuten die Erfolge dieser Therapie sehen können. Persönlich habe ich nun seit über 17 Jahren keinerlei Rückenbeschwerden mehr und führe dies auf die konsequente Umsetzung des Muskelfunktionstrainings zurück. Ich habe heute wieder eine Beweglichkeit, wie ich sie im Alter von 30 Jahren bereits nicht mehr hatte. Daher hat mich dieses Konzept vollkommen überzeugt, auch weil ich therapeutisch sehr vielen Menschen mit chronischen Schmerzproblemen damit helfen konnte.

Es ist mein Anliegen, dass dieses Buch zu einem Umdenken über die weitreichenden (körperlichen) Ursachen von chronischen Schmerzproblemen beiträgt und viele Menschen hiervon profitieren. Obwohl die Grundthesen der Biokinematik nun seit über 20 Jahren im Internet publiziert sind, wurden sie aus verschiedenen Gründen noch nicht wirklich in die medizinische Patientenversorgung integriert. Ein Grund hierfür mag sein, dass es bislang flächendeckend weitgehend keine biokinematischen Fachfortbildungen für Ärzte, Heilpraktiker und Physiotherapeuten gab. Um die Biokinematik in ihrer Tiefe zu erlernen, ist sicherlich eine intensive Ausbildungsdauer von ein bis zwei Jahren notwendig, was die Anzahl dieser Therapeuten in der Vergangenheit stark limitiert hat. Dennoch lassen sich Teilbereiche für eine Vielzahl leicht therapierbarer (aus biokinematischer Sicht) Muskelstörungen in kürzerer Zeit als Fortbildung vermitteln, was einer Vielzahl von Patienten schon einen großen Nutzen bringen wird. Derartige Fortbildungen für Heilberufe finden zusammen mit meiner Kollegin Ilona Kunzelmann (Ärztin) seit einigen Jahren regelmäßig statt. Sie war früher in der Klinik für Biokinematik tätig und behandelt nun seit vielen Jahren in ihrer eigenen Praxis in der Schweiz.

Aus ärztlicher Sicht handelt es sich um eine vergleichsweise zeitintensive therapeutische Tätigkeit, die aus finanziellen Gründen im deutschen gesetzlichen Krankenversicherungssystem derzeit kaum kostendeckend umsetzbar ist. Bislang scheint die Erkenntnis systemisch noch nicht gereift, dass eine wirkungsvolle Therapie auch Zeit beanspruchen darf und der Patient in das Heilungsgeschehen aktiv mit einbezogen werden muss. Stattdessen wird im Moment im allgemeinen auf kurzfristige Interventionen, Medikamente und Operationen gesetzt – obwohl das für die meisten Fälle am Ende wesentlich höhere Kosten (zumindest für die Krankenkassen) beinhaltet – viele Betroffene bleiben leidende Dauerpatienten und die Statistiken sprechen hier eine deutliche Sprache. So ist beispielsweise der chronische Rückenschmerz ein Wachstumsmarkt (+3 – 5 % p.a.) mit Milliardenumsatz. Selbst Krankenversicherungschefs beklagen sich heute schon öffentlich über eine Art „Raubrittertum“ bei Schmerzproblemen und Gelenkersatz-Operationen.

Die Biokinematik hat seit rund drei Jahrzehnten bewiesen, dass sie eine sehr erfolgreiche Alternative zur Behandlung chronifizierter Schmerzen und Funktionsstörungen sein kann. Und dies im Sinne eines dauerhaften Erfolges. Zusätzlich kann sie eine Vielzahl von Beschwerdebildern ursächlich erklären und somit die Erklärungsmodelle der Medizin bei chronischem Schmerz stark erweitern. Freuen würde mich daher, wenn die Biokinematik Übungen irgendwann in der Zukunft ein fester Bestandteil der Präventionsmedizin wären. Denn Prophylaxe ist immer einfacher als hinterher Erkrankungen therapieren zu müssen. Schmerzen und einer Arthroseentstehung sollten bereits in jungen Jahren die Grundlagen entzogen werden. Hierbei hilft es sehr, sich seine Beweglichkeit bis ins hohe Lebensalter zu bewahren oder nötigenfalls wieder hinzutrainieren.

Mit den besten Wünschen für Ihre Gesundheit,

Dirk Ohlsen

Übungsempfehlungen für die Muskelfunktionstherapie nach den Prinzipien der Biokinematik

Diese Hinweise sind insbesondere für die Menschen gedacht, die bereits die biokinematischen Körperübungen bei einem Therapeuten oder einem Seminar einstudiert haben. Sie sollen dem Anwender helfen, die Effektivität zu erhöhen und häufige Fehler zu vermeiden:

- Machen Sie sich die Theorie dieses sehr speziellen Körpertrainings bewusst, da es sich stark von den traditionellen Behandlungskonzepten der Orthopädie unterscheidet.
- Richten Sie Ihre Aufmerksamkeit auf die Wahrnehmung des Körpers und entwickeln Sie achtsam Ihr eigenes Körperbewusstsein.
- Spüren Sie während des Übens in Ihren Körper hinein und gehen Sie liebevoll an schmerzhafte Belastungsgrenzen. Chronischer Schmerz ist im Regelfall nicht gleichbedeutend mit Krankheit, sondern ein Ausdruck von muskulären Funktionsdefiziten und Fehlspannungen.
- Es geht hier um Beweglichkeitszuwachs und Wiederherstellung von normaler Muskelfunktion – nicht primär um Kraftgewinn. Die Kraft kommt am Ende von alleine.
- Visualisieren Sie vor/während der Übung das Übungsziel – mehr Beweglichkeit in einem Segment.
- Stellen Sie sich vor, wie es sich anfühlen würde, diese Beweglichkeit im Alltag zu haben.

- Haben Sie keine Angst vor eventuell auftretenden Schmerzen – bei den geringen Kraftbelastungen dieser Übungen ist eine Verletzung des Körpers vollkommen ausgeschlossen. Deshalb immer mit wenig Kraft in der maximalen Extension der Muskelkette trainieren. Hier ermüdet der Muskel in kürzester Zeit. Viel Kraft oder lange Zeitdauer bedeutet, nicht am Bewegungslimit zu arbeiten und ist daher eine nicht korrekte Durchführung der Übung.
- Achten Sie auf den Unterschied der Übungslänge – einige Übungen nur jeweils Sekunden, andere bis zur Ermüdung – wie besprochen. Fragen Sie im Zweifelsfall bei Ihrem Therapeuten nach.
- Der Körper braucht Trainingsreize, um sich adäquat umzubauen. Geben Sie ihm liebevoll diese Reize und weichen Sie Belastungen nicht aus. Eine Arthrose entsteht primär durch Bewegungsmangel und Ruhe – nicht durch Belastung. Die Vorstellung eines „Abriebs" sind im Körper nicht zutreffend und wurden fälschlicherweise als Konzept von der technischen Mechanik übernommen.
- Ihr lebendiger Körper regeneriert sich jeden Tag. Dies gilt für Organe oder auch Muskeln. Knochen sind beispielsweise nur wenige Wochen alt und werden durch die Alltagsbelastung geformt.
- Bewegung und Beweglichkeit ist das Ziel. Beides ist nicht identisch und vor allem Letzteres muss geeignet und regelmäßig trainiert werden.
- Vermeiden Sie dauerhaft zu einseitige Belastungen/Sportarten/Aktivitäten oder achten sie auf Ausgleich. Werden Sie sich den verschiedenen Arten von Muskelarbeit (Kraft/Beweglichkeit) im Alltag bewusst.

- Risiken bestehen vor allem bei gebeugten/sitzenden Sportarten (Radfahren/Rudern/Eishockey) und isoliertem Krafttraining an Maschinen. Dies gilt insbesondere bei sitzender, beruflicher Tätigkeit. Wer unbedingt Krafttraining machen möchte, sollte auf Seilzugmaschinen (bei denen sich die Extremitäten frei bewegen können) oder Freihanteltraining ausweichen. Vorzuziehen ist immer die natürliche Belastung mittels Aktivitäten, die individuell Freude bereiten. Krafttraining ohne Beweglichkeitstraining führt immer zu einer Verkürzung der Muskulatur. Deshalb sind regelmäßige Maximalkraftübungen mittelfristig oft die Ursache großer chronischer Schmerzen, wenn ein Beweglichkeitsmindestmaß unterschritten wird.
- Wer joggt, sollte unbedingt Sprintstrecken/Rückwärtslaufen/Seitwärtslaufen und Variabilität einbauen.
- Haben Sie Geduld mit sich selbst und messen Sie den Erfolg anfänglich nicht an der Schmerzveränderung, sondern am Beweglichkeitszuwachs. Nicht selten kommt es anfänglich zu temporären neuen Schmerzen und intensivem Muskelkater. Dann einfach weiter trainieren oder Rücksprache mit dem Therapeuten halten. Der Erfolg steht und fällt mit der ausreichenden Beweglichkeit und Wiederherstellung der Muskelfunktion. Die Zeitdauer reicht von wenigen Tagen bis hin zu Monaten, abhängig von den vorhandenen Einschränkungen.
- Falls die Beweglichkeit sich trotz intensiven Trainings nach einigen Wochen nicht positiv verändert hat, sollte mit dem Therapeuten Rücksprache gehalten werden. Möglicherweise ist dies auch ein Hinweis auf eine emotionale Blockade (Unfall, Angst, Schock ...). Dies muss dann individuell analysiert

und therapiert werden. Welche Dynamiken hier wirken können und welche Möglichkeiten zur Auflösung derartiger Störungen in der Praxis des Autors zur Anwendung kommen, finden sich ausführlich in den Büchern „Die Heilkraft der Liebe“ und „Ganzheitliche Heilkunde für Körper, Geist und Seele“, die über die Webseite www.Ganzheitliche-Heilkunde.info oder im Buchhandel erhältlich sind.

- Darüber hinaus ist ein Sonderheft der österreichischen Gesundheits-Zeitschrift „Pulsar“ bestellbar, das in kurzen, bebilderten Artikeln von Biokinematik-Experten zahlreiche Fitnessthemen und einzelne Krankheitsbilder veranschaulicht.

Nur wer beweglich ist,
kann etwas bewegen!

Körperliche Beweglichkeit / Selbsteinschätzung

An dieser Stelle soll dem Leser die Gelegenheit gegeben werden, mögliche Beweglichkeitsdefizite selbst zu erkennen. Hier dürfte der Grund für möglicherweise bestehende chronische muskuläre Schmerzprobleme oder eine eingeschränkte Leistungsfähigkeit des Körpers zu suchen sein.

Grundsätzlich gilt, dass eine große Beweglichkeit im Alltag und beim Sport große Vorteile bietet und nicht – wie oft behauptet – mit Risiken verbunden ist. So ist beispielsweise die Wahrscheinlichkeit für größere Verletzungen bei einem Unfall erheblich reduziert. Zudem wird die Arbeitsfähigkeit der Muskulatur optimiert, da diese sich physikalisch aus dem Produkt von Kraft x Weg ergibt. Die Wiederherstellung der Beweglichkeit ist grundsätzlich bis ins hohe Alter trainierbar.

Exemplarisch werden einige wichtige Varianten der Beweglichkeit des Unterkörpers herausgegriffen. Gezeigt werden sowohl das ungefähre Maximum wie auch das Minimum für eine aus therapeutischer Sicht wünschenswerte Beweglichkeit, bei der im Regelfall dann Schmerzfreiheit und Leistungsfähigkeit besteht.

Grundsätzlich kann man diese Beweglichkeitstests für jedes Gelenk durchführen. In der Biokinematik sind diese Tests ein wichtiger Bestandteil der Erstuntersuchung aus der sich das therapeutische Vorgehen ableiten lässt.

Zusätzliche Körperbereiche finden sich im Internet:

www.Muskelfunktionstraining.de/Funktionsstest

Rückneigefähigkeit/Reklination

Maximum

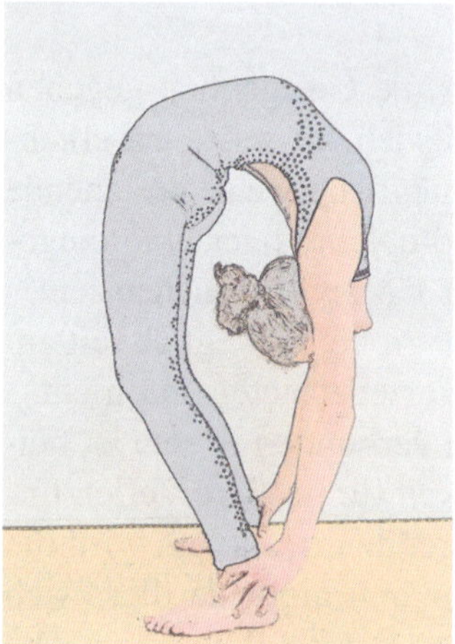

Erforderlich

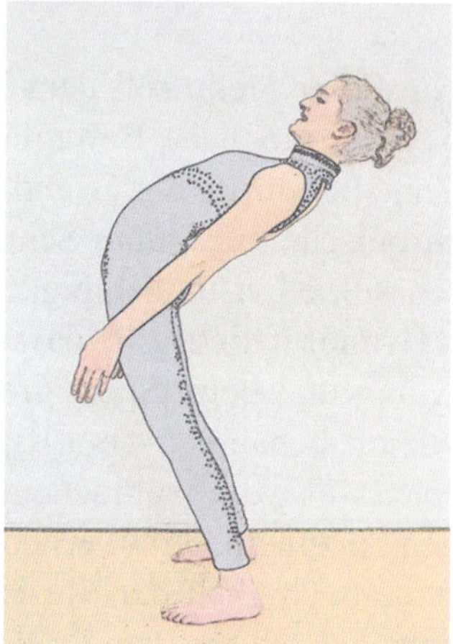

Diese Beweglichkeit ist eine der wichtigsten und geht beim modernen Menschen durch sitzende Tätigkeit häufig am meisten verloren. Dieser Test umfasst muskulär praktisch die gesamte Körperlänge auf der Vorderseite.

Viele Patienten haben diese Rückneigefähigkeit faktisch komplett verloren und sind vollkommen steif. Das ist die Erklärung für viele chronische Beschwerden, insbesondere im Bereich der unteren Lendenwirbelsäule und Ausstrahlungen im Bereich des Oberschenkels hinten und außen. Auch die Bandscheiben leiden enorm unter einer starren Fixation bei fehlender Beweglichkeit.

Vorneigefähigkeit

Maximum

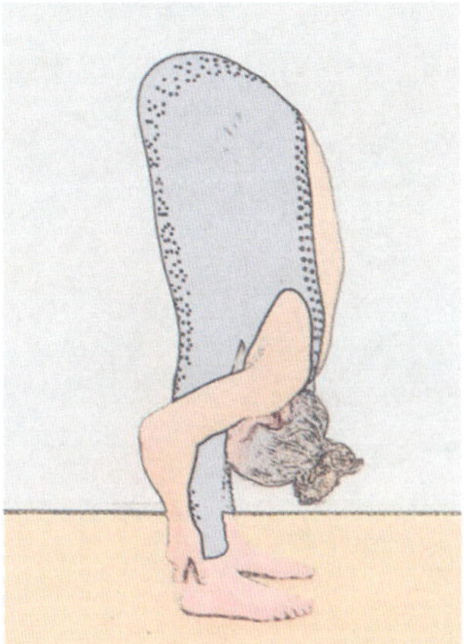

Erforderlich

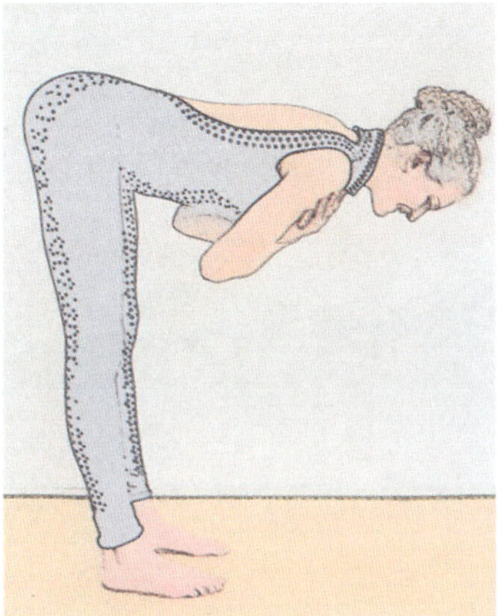

Die Vorbeuge ist bei vielen Menschen häufig eingeschränkt, insbesondere durch Verkürzungen im Bereich der hinteren Oberschenkelmuskulatur. Dieser Test umfasst muskulär einen großen Teil der Körperlänge auf der Rückseite. Besonderes Augenmerk liegt hier auf der vollen Durchstreckfähigkeit (> 180 Grad) im Bereich der Kniegelenke. Zudem ist die Arbeitsfähigkeit der Zehenbeugermuskulatur wichtig, die das untere Ende dieser Muskelkette darstellt.

Einschränkungen sind hier meist durch sitzende Tätigkeit, ungeeignetes Schuhwerk und einseitige sportliche Aktivitäten (z.B. Radfahren) entstanden. Auswirkungen sind oftmals im Bereich der Knie und des Beckens / untere Lendenwirbelsäule zu spüren.

Aktive Schrittlänge

Maximum

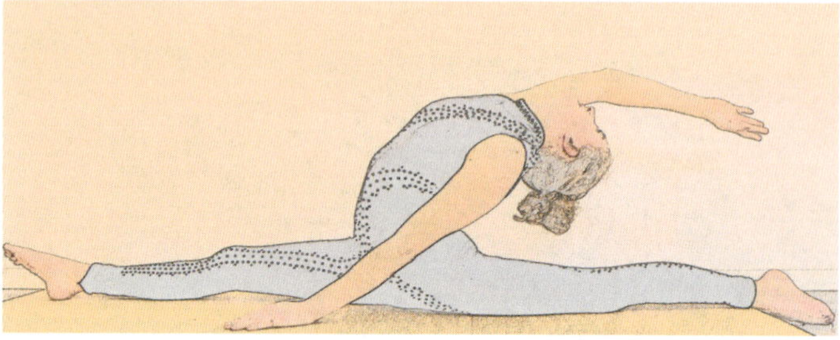

Erforderlich

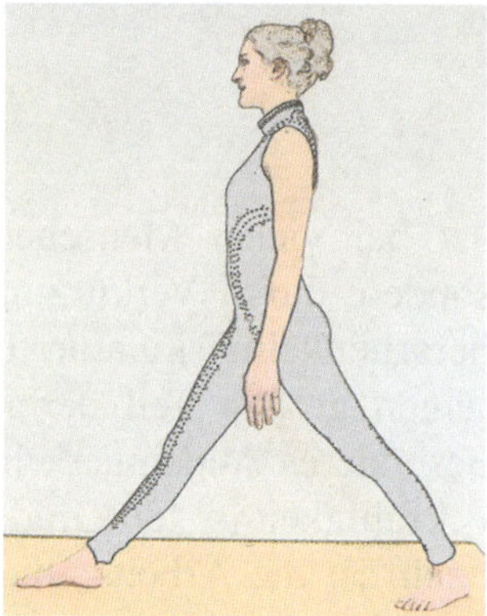

Die Kombination sowohl der Verbesserung der Rückneige- als auch der Vorneigefähigkeit führt physiologisch zu einer Verlängerung der aktiven Schrittlänge.

Unabhängig vom Verschwinden vieler Schmerzprobleme steigt mit zunehmender Beweglichkeit die sportliche Leistungsfähigkeit, z.B. bei Laufsportarten stark an.

Innenrotation Bein

Maximum

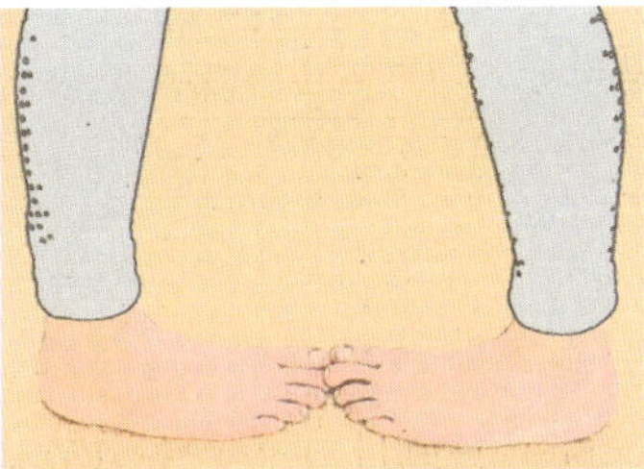

Erforderlich

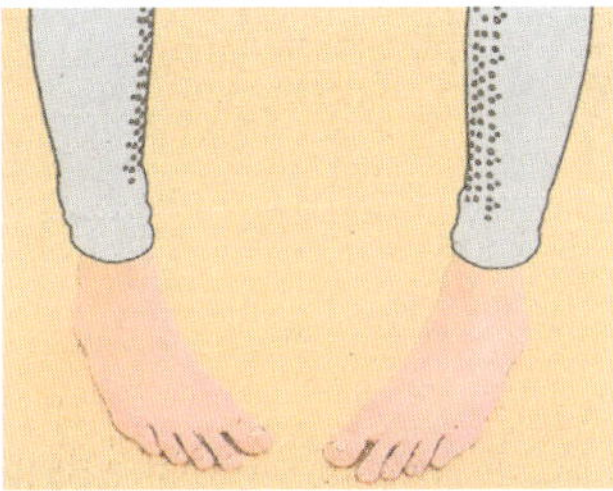

Die Innenrotation der durchgestreckten Beine hat eine große Relevanz für die Gesundheit der Knie- und der kugelförmigen Hüftgelenke. Bei vielen älteren Menschen ist diese Beweglichkeit überhaupt nicht mehr vorhanden und ist neben Schmerzproblemen und einem grobmotorischem Gang heutzutage ein Hauptgrund für die Arthrose mit vielen Hüftgelenksersatz Operationen.

Außenrotation

Maximum

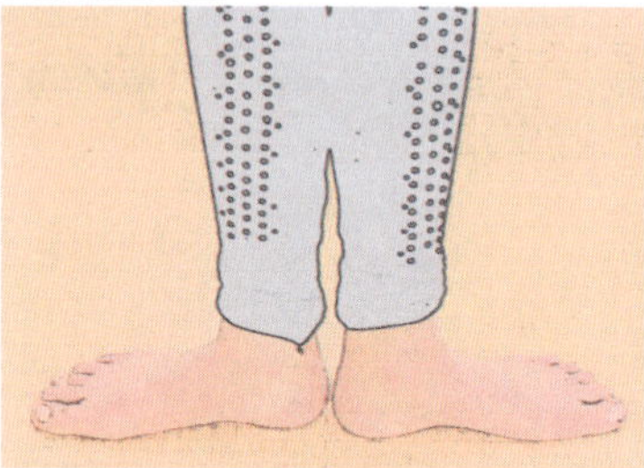

Erforderlich

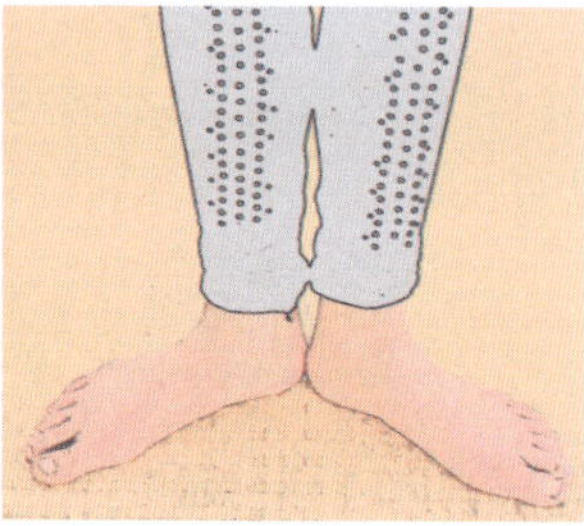

Die Außenrotation der durchgestreckten Beine hat ebenfalls eine große Relevanz für die Gesundheit der Knie- und der kugelförmigen Hüftgelenke. Einschränkungen wirken sich auch hier über einen grobmotorischen Gang und Arthrose im Bereich diese Gelenke aus.

Abspreizen der Beine / Abduktion

Maximum

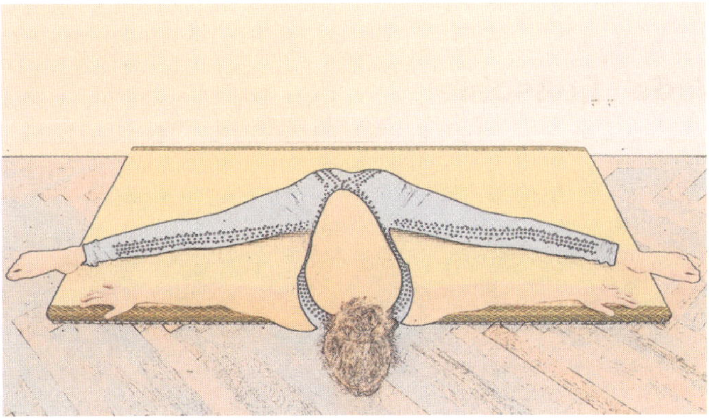

Erforderlich

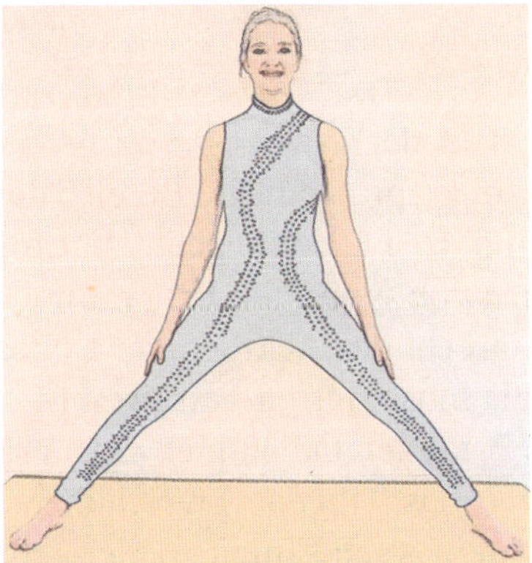

Die Abspreizfähigkeit der Beine ist vor allem ein Beweglichkeitstest der auf der Beininnenseite liegenden Adduktoren-Muskeln. Während der Seitwärts-Spagat etwa das mögliche Maximum darstellt, ist die Hälfte davon als Beweglichkeit wünschenswert. Neben Schmerzproblemen insbesondere im Bereich der Hüfte und der unteren Wirbelsäule ist diese Beweglichkeit auch zur Vermeidung der Hüftarthrose überaus wichtig. Sie ist bei Patienten oftmals nicht ausreichend vorhanden.

Wade / Fußsohle

Maximum

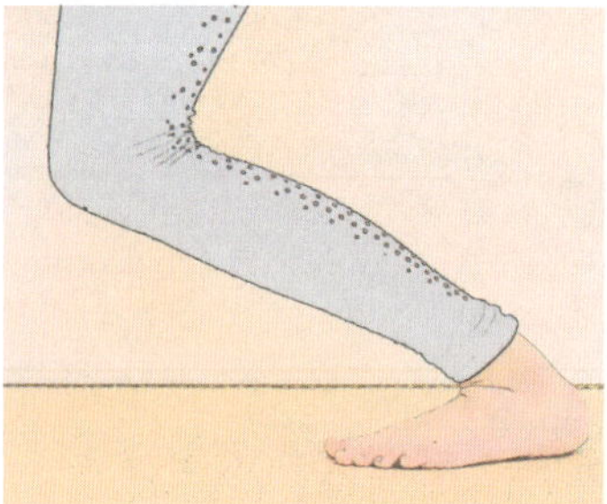

Erforderlich

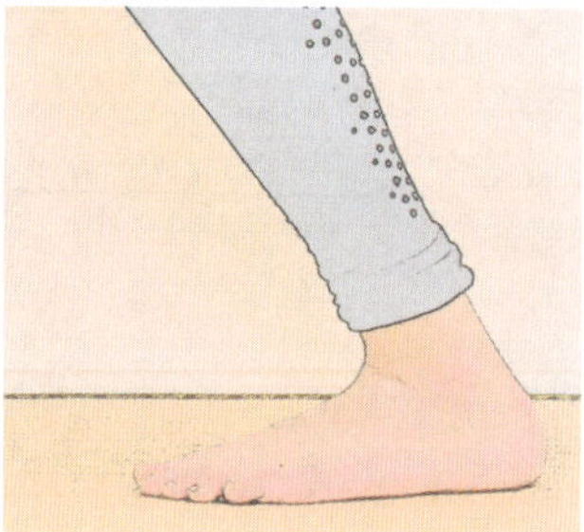

Die Beweglichkeit der Wade ist von großer Bedeutung, wenn es um Schmerzprobleme im Bereich des hinteren Unterschenkels und der Fußsohle geht. Hier finden sich häufig die Ursachen von typischen Erkrankungen der Läufer, die meist zu Unrecht der Achillessehne oder fälschlicherweise einem diagnostizierten Fersensporn zugeschrieben werden. Viele Patienten haben hier Einschränkungen, die besonders durch das Tragen von Schuhen mit Absätzen begünstigt werden. Auch Einlagen oder gedämpfte Sportschuhe mit starrer Sohle tragen besonders bei Sportlern sehr stark zu muskulären Funktionsdefiziten bei.

Therapeutische Bedeutung hat die gesamte Muskellänge – angefangen von der Wade, über die Fußsohle bis in den Bereich der Funktionsfähigkeit einzelner Fußzehen.

Derartige Tests, die es auch für den Oberkörper, Hals und die Arme gibt, stellen ein hervorragendes Frühwarnsystem zur Selbsteinschätzung dar.

Finden sich hier größere Defizite, dann ist der diagnostische Zusammenhang zu chronischen Schmerzerkrankungen und Beschwerdebildern vor allem der Orthopädie sehr wahrscheinlich. Zudem kann eine Fehlfunktion der körperlichen Bewegungsfunktion eine Reihe von weiteren Krankheitssymptomen – auch an Organsystemen – nach sich ziehen, die sich nicht primär in Schmerz äußern. Viele sinnvolle Zusammenhänge in Bezug auf Wirbelsäulenfehlfunktionen haben Chiropraktiker durch praktische Erfahrungen in den vergangenen Jahrzehnten bereits herausgearbeitet.

Die Biokinematik sieht diese Bezüge zwischen Wirbelkörpersegment und möglicher Organstörung ebenfalls als zielführend an, wobei das häufige „Einrenken" weniger sinnvoll erscheint, als an der muskulären Spannung über ein Umtrainieren des Körpers über Körperübungen zu arbeiten. So wird man selbst wieder Meister über seinen Körper – ohne in eine dauerhafte therapeutische Abhängigkeit zu geraten.

Leider lässt sich derzeit immer noch feststellen, dass eine Sensibilisierung des Medizinsystems für muskuläre Funktionsstörungen derzeit immer noch kaum gegeben ist. Daher werden Patienten therapeutisch nur selten ausführlich in Bezug auf Beweglichkeit und Muskelfunktion untersucht – wenn überhaupt, leider meist nur auf die vorhandene Kraft. Diese ist aber in Bezug auf die muskulär verursachten Krankheitssymptome eher unwichtig.

Insofern ist zu hoffen, dass diese Ausführungen mittelfristig zu einer erfolgreichen Vertiefung der medizinischen Diagnostik zum Wohle der Patienten führen werden.

Über den Autor

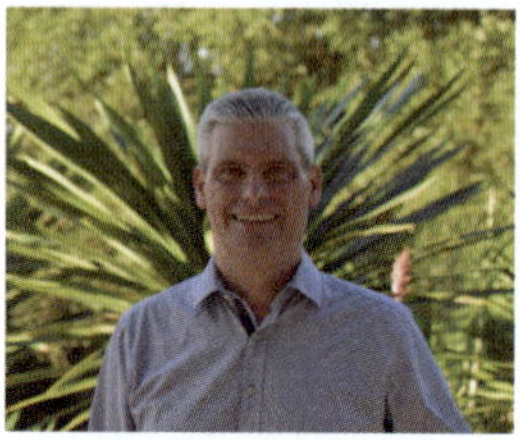

Dirk Ohlsen ist Heilpraktiker mit eigener Praxis in Unterfranken. In seiner mehr als 20-jährigen Erfahrung kann er auf außergewöhnliche Heilungserfolge zurückblicken. Er ist sehr von einer Nahtoderfahrung im Alter von 18 Jahren geprägt, durch die er – von den Ärzten bereits aufgegeben – eine spektakuläre Heilung erfahren durfte.

Das Behandlungsspektrum umfasst eine Vielzahl von Störungen im körperlichen, emotionalen und seelischen Bereich. Neben der speziellen Muskeltherapie der BIOKINEMATIK, die bei chronischen Schmerzen eingesetzt wird, stehen die Auflösung von Ängsten, emotionalen Belastungen und Energiemangel (Burn-Out) im Mittelpunkt seiner Tätigkeit. Hinzu tritt die Behandlung einer Vielzahl von geistig-spirituellen Themen, welche ebenfalls die Lebensfreude und Gesundheit einschränken können.

Am besten kann man diese Art der Therapie als „Bewusstseinsmedizin" bezeichnen, die das Potential der Selbstheilung nutzt.

Zahlreiche Menschen aus dem In- und Ausland vertrauten bislang seiner angeborenen Begabung Heilung zu bewirken. Darüber hinaus hält er Vorträge und gibt in Büchern sowie Workshops sein Wissen an Interessierte weiter.

In sozialen Medien ist er nicht präsent, da er seine wertvolle Zeit bevorzugt den Patienten zukommen lässt und auf persönlichen Kontakt setzt.

Buchempfehlungen

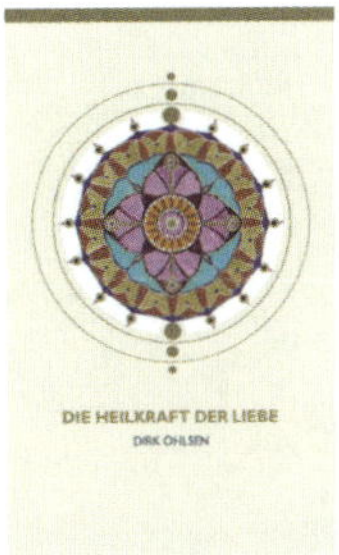

Die Heilkraft der Liebe

ISBN 978-3940445933, (2019), 320 Seiten

Dieses Buch taucht tief in die spirituelle Dimension des Seins ein und erläutert viele Themen rund um den Sinn des Lebens und warum wahrhaftige, gelebte „Nächstenliebe" der Schlüssel zu wahrer Lebensfreude und Gesundheit ist. Wie das Leben möglichst konstruktiv gelebt werden kann, ist ein weiteres Thema. Zudem erläutert es, wie es dem Autor möglich war, über viele Monate hinweg ohne Nahrung zu leben und „Lichtnahrung" zu praktizieren.

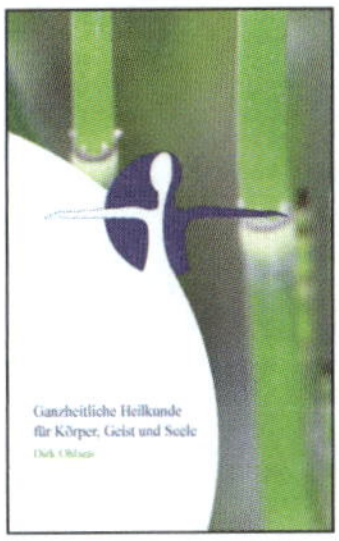

Ganzheitliche Heilkunde für Körper, Geist und Seele

ISBN 978-3940445780, (2010), 416 Seiten

Neben der Biokinematik, die in Teilen in diesem Buch auch enthalten ist, wird in diesem Werk auf die Behandlung unterbewusster, emotionaler und energetischer Problemstellungen mit Fallbeispielen aus der Praxis eingegangen. Denn chronische Krankheiten basieren auf Ursachen, die entdeckt, verstanden und transformiert werden sollten. Zudem werden Fragestellungen rund um traumatische Schwangerschafts- und Geburtskomplikationen mit ihrer Bedeutung bei psychosomatischen Erkrankungen ausführlich erläutert.

Grundsätzlich sind die Bücher eine hervorragende Möglichkeit, um sich optimal auf einen Behandlungstermin in der Praxis vorzubereiten oder als Therapiebegleitung, um bestimmte Fragestellungen und Themen noch zu vertiefen.

Diese und weitere Publikationen sind online direkt auf der Webseite der Praxis oder im qualifizierten Buchhandel bestellbar:

www.Ganzheitliche-Heilkunde.info

Bei www.Epubli.de finden sich zudem einige Titel als E-Book.